Cucina Naturale

Ricette Vegetali per il Benessere del Corpo e dell'Anima

Elena Verde

Contenuti

Fettuccine e olive verdi 10

Spaghetti con fagiolini e fagioli neri 12

Spaghetti con chorizo e fagioli rossi 14

Pappardelle con Pomodoro e Formaggio Vegano 16

Maccheroni e ceci 18

Farfalle Con Salsa Piccante Chimichurri 20

Grandi maccheroni al gomito con fagioli nordici 22

Spaghetti con olive verdi e peperoni 24

Maccheroni integrali con crema di formaggio vegana 26

Penne con chorizo 28

Papardelle con Fave 30

Fettuccine in umido con fagiolini 32

Conchiglioni di pasta cotti lentamente con salsa chimichurri 35

Farfalle con ceci cotte lentamente 37

Spaghetti in umido con fagioli e peperoni 39

Maccheroni piccanti a cottura lenta e formaggio vegano 41

Penne Al Pesto 43

Pappardelle Pasta Di Fagioli Neri E Fagioli Al Burro 45

Maccheroni e chorizo vegani 47

Conchiglioni di pasta con salsa piccante chimichurri 49

Farfalle in umido con olive 51

- Penne a cottura lenta 53
- Fettuccine Brasate con Fagioli Pinto 55
- Spaghetti italiani con fagioli a cottura lenta 57
- Papardelle a cottura lenta 60
- Maccheroni al gomito e peperoni verdi a cottura lenta con chorizo vegano e olive verdi 62
- Conchiglioni di pasta cotta lentamente con capperi 64
- Penne cotte lentamente con olive e capperi 66
- Maccheroni di gomito con olive e capperi 68
- Farfalle stufate con capperi 70
- Maccheroni Di Gomito Alla Puttanesca 72
- Spaghetti Alla Puttanesca 74
- Pappardelle Pasta Alla Puttanesca 76
- Penne Con Pomodori Verdi In Salsa Chimichurri 78
- Maccheroni vegani cremosi e formaggio 81
- Farfalle Con Salsa Di Pomodoro E Crema Di Formaggio Vegana .. 83
- Conchiglioni di pasta al sugo di pomodoro 85
- Maccheroni Al Gomito Con Pesto Rosso 87
- Pappardelle Pasta con 2 tipi di pesto 89
- Penne con capperi e chorizo vegano 91
- Ceci Con Quinoa 93
- Bolognese vegana 95
- Ciotola di burrito di riso integrale vegano 97
- Ciotola di burrito di fagioli bianchi con salsa Chimichurri 99

- Ciotola di burrito di ceci con pesto 101
- Ciotola di burrito di riso nero con chorizo vegano 103
- Ciotola di burrito francese 106
- Ciotola di burrito con chipotle 108
- Ciotola di burrito di riso integrale italiano 110
- Burrito Bowl con riso rosso e ceci 111
- Burrito Bowl con riso nero e fagioli marinati 112
- Ciotola di burrito con fagioli bianchi affumicati 114
- Ciotola di burrito di riso integrale con peperoni serrano 116
- Riso Rosso Con Salsa Chimichurri 118
- Riso nero con pesto e peperoni di Anaheim 119
- Burrito vegano con fagioli bianchi e chorizo 120
- Riso Integrale Con Capperi 121
- Riso Rosso Con Capperi 123
- Riso nero con olive 125
- chili di fagioli neri 127
- Peperoncino piccante di fagioli bianchi 129
- Pesto Piccante Di Peperoncini 132
- Peperoncino con fagioli verdi e fagioli neri 134
- Fagioli neri e lenticchie cotti lentamente 136
- Fagioli bianchi e neri affumicati a cottura lenta 138
- Fagioli mung tailandesi cotti lentamente 140
- Salsa al pesto di fagioli a cottura lenta 142
- Lenticchie e peperoni 144

Fagioli neri e pomodori tailandesi 147
Fagioli bianchi e neri piccanti e speziati 149
Lenticchie francesi e fagioli neri con riso rosso 151
Fagioli Secchi e Quinoa al Pesto 153
Riso nero piccante tailandese 155
Quinoa e fagioli neri speziati e speziati 157
Riso integrale e fagioli bianchi 159
Riso nero con fagioli neri 161
Fagioli neri e fagioli rossi 163
Riso Rosso e Fagioli Neri con Pepe Jalapeno 166
Quinoa affumicata e lenticchie 168
Riso integrale piccante 170
Riso nero con peperoni jalapeño 172
Fagioli neri e rognoni al pesto 174
Riso rosso con fagioli neri e pomodorini 176
Quinoa e pomodorini stufati 178
Riso Integrale Con Pomodori E Pepe Jalapeno 180
Fagioli neri con salsa chimichurri 182
Riso al pesto e fagioli neri 184
Funghi quinoa e jalapeno 186
Riso Rosso Con Crimini E Funghi 188
Riso Integrale Con Funghi Crimini E Peperoncino Ancho ... 191
torta di verdure 193
Zuppa di piselli spezzati e porri 195

Zuppa di fagioli neri e peperoni 197
Lenticchie marroni, verdi e pardina masala 199
Ceci e patate a cottura lenta 201
Stufato di cavolo riccio e fagioli bianchi 204
Zuppa di patate dolci e spinaci 207
Chili di quinoa e fagioli rossi 209
Zucchine e funghi grigliati 211
Zucchine e Funghi Cremini Grigliati con Glassa al Balsamico 213
Zuppa di carote al pesto 215
Zuppa di pomodoro e citronella 217

Fettuccine e olive verdi

INGREDIENTI

1 cipolla rossa, tritata mediamente

1 peperone verde a fette

15 once di fagioli in scatola, sciacquati e scolati

Lattina da 15 once di fagioli bianchi, sciacquati e scolati

28 once di pomodori schiacciati

1/4 tazza di olive verdi

2 cucchiai. capperi

½ cucchiaino di sale

1/8 cucchiaino di pepe nero

2 tazze di brodo vegetale

8 once di fettuccine crude

1 tazza e ½ di formaggio vegano (fatto con tofu)

Ingredienti per il ripieno:

cipolle verdi tritate per servire

Metti tutti gli ingredienti tranne la pasta, il formaggio vegano e gli ingredienti del ripieno nella pentola a cottura lenta.

Mescolare e coprire.

Cuocere a fuoco alto per 4 ore o a fuoco basso per 7 ore.

Aggiungete la pasta e fate cuocere a fuoco vivace per 18 minuti, o fino a quando la pasta sarà al dente

Aggiungere 1 tazza di formaggio e mescolare.

Cospargere con il rimanente formaggio vegano e gli ingredienti per il condimento

Spaghetti con fagiolini e fagioli neri

INGREDIENTI

1 cipolla gialla, tritata mediamente

1 peperone rosso, tritato finemente

15 once di fagiolini, sciacquati e scolati

15 once di fagioli neri in scatola, sciacquati e scolati

28 once di pomodori schiacciati

4 cucchiai. crema di formaggio vegana

1 C. Erbe di Provenza

½ cucchiaino di sale

1/8 cucchiaino di pepe nero

2 tazze di brodo vegetale

8 once di spaghetti crudi

1 tazza e ½ di formaggio vegano (fatto con tofu)

Ingredienti per il ripieno:

cipolle verdi tritate per servire

Metti tutti gli ingredienti tranne la pasta, il formaggio vegano e gli ingredienti del ripieno nella pentola a cottura lenta.

Mescolare e coprire.

Cuocere a fuoco alto per 4 ore o a fuoco basso per 7 ore.

Aggiungete la pasta e fate cuocere a fuoco vivace per 18 minuti, o fino a quando la pasta sarà al dente

Aggiungere 1 tazza di formaggio e mescolare.

Cospargere con il rimanente formaggio vegano e gli ingredienti per il condimento

Spaghetti con chorizo e fagioli rossi

INGREDIENTI

1 cipolla rossa, tritata mediamente

1 peperone verde a fette

15 once di fagioli in scatola

15 once possono ottimi fagioli del nord

28 once di pomodori schiacciati

1/4 tazza di chorizo vegano, tritato grossolanamente

1 tazza di timo secco

½ cucchiaino di sale

1/8 cucchiaino di pepe nero

2 tazze di brodo vegetale

8 once di spaghetti crudi

1 tazza e ½ di formaggio vegano (fatto con tofu)

Ingredienti per il ripieno:

cipolle verdi tritate per servire

Metti tutti gli ingredienti tranne la pasta, il formaggio vegano e gli ingredienti del ripieno nella pentola a cottura lenta.

Mescolare e coprire.

Cuocere a fuoco alto per 4 ore o a fuoco basso per 7 ore.

Aggiungete la pasta e fate cuocere a fuoco vivace per 18 minuti, o fino a quando la pasta sarà al dente

Aggiungere 1 tazza di formaggio e mescolare.

Cospargere con il rimanente formaggio vegano e gli ingredienti per il condimento

Pappardelle con Pomodoro e Formaggio Vegano

INGREDIENTI

1 cipolla rossa, tritata mediamente

1 peperone verde a fette

15 once di fagiolini, sciacquati e scolati

15 once di fagioli neri in scatola, sciacquati e scolati

28 once di pomodori schiacciati

2 cucchiai. pasta di pomodoro

1 tazza di basilico

1 C. Condimento italiano

½ cucchiaino di sale

1/8 cucchiaino di pepe nero

2 tazze di brodo vegetale

8 once di pappardelle crude

1 tazza e ½ di formaggio vegano (fatto con tofu)

Ingredienti per il ripieno:

cipolle verdi tritate per servire

Metti tutti gli ingredienti tranne la pasta, il formaggio vegano e gli ingredienti del ripieno nella pentola a cottura lenta.

Mescolare e coprire.

Cuocere a fuoco alto per 4 ore o a fuoco basso per 7 ore.

Aggiungete la pasta e fate cuocere a fuoco vivace per 18 minuti, o fino a quando la pasta sarà al dente

Aggiungere 1 tazza di formaggio e mescolare.

Cospargere con il rimanente formaggio vegano e gli ingredienti per il condimento

Maccheroni e ceci

INGREDIENTI

15 once di fagioli borlotti, sciacquati e scolati

15 once di ceci, sciacquati e scolati

28 once di pomodori schiacciati

4 cucchiai. Pesto

1 C. Condimento italiano

½ cucchiaino di sale

1/8 cucchiaino di pepe nero

2 tazze di brodo vegetale

8 once di maccheroni al gomito integrali crudi

1 tazza e ½ di formaggio vegano (fatto con tofu)

Ingredienti per il ripieno:

cipolle verdi tritate per servire

Metti tutti gli ingredienti tranne la pasta, il formaggio vegano e gli ingredienti del ripieno nella pentola a cottura lenta.

Mescolare e coprire.

Cuocere a fuoco alto per 4 ore o a fuoco basso per 7 ore.

Aggiungete la pasta e fate cuocere a fuoco vivace per 18 minuti, o fino a quando la pasta sarà al dente

Aggiungere 1 tazza di formaggio e mescolare.

Cospargere con il rimanente formaggio vegano e gli ingredienti per il condimento

Farfalle Con Salsa Piccante Chimichurri

INGREDIENTI

5 peperoncini jalapeno

1 cipolla gialla, tritata

15 once di fagiolini, sciacquati e scolati

15 once di fagioli neri in scatola, sciacquati e scolati

4 cucchiai. salsa chimichurri

1/2 cucchiaino. pepe di Caienna

½ cucchiaino di sale

1/8 cucchiaino di pepe nero

2 tazze di brodo vegetale

8 once di pasta farfalle cruda

1 tazza e ½ di formaggio vegano (fatto con tofu)

Ingredienti per il ripieno:

cipolle verdi tritate per servire

Metti tutti gli ingredienti tranne la pasta, il formaggio vegano e gli ingredienti del ripieno nella pentola a cottura lenta.

Mescolare e coprire.

Cuocere a fuoco alto per 4 ore o a fuoco basso per 7 ore.

Aggiungete la pasta e fate cuocere a fuoco vivace per 18 minuti, o fino a quando la pasta sarà al dente

Aggiungere 1 tazza di formaggio e mescolare.

Cospargere con il rimanente formaggio vegano e gli ingredienti per il condimento

Grandi maccheroni al gomito con fagioli nordici

INGREDIENTI

1 cipolla rossa, tritata mediamente

1 peperone verde a fette

15 once di fagioli in scatola

15 once possono ottimi fagioli del nord

28 once di pomodori schiacciati

3 once di mozzarella vegana

1 C. Condimento italiano

½ cucchiaino di sale

1/8 cucchiaino di pepe nero

2 tazze di brodo vegetale

8 once di maccheroni al gomito integrali crudi

1 tazza e ½ di formaggio vegano (fatto con tofu)

Ingredienti per il ripieno:

cipolle verdi tritate per servire

Metti tutti gli ingredienti tranne la pasta, il formaggio vegano e gli ingredienti del ripieno nella pentola a cottura lenta.

Mescolare e coprire.

Cuocere a fuoco alto per 4 ore o a fuoco basso per 7 ore.

Aggiungete la pasta e fate cuocere a fuoco vivace per 18 minuti, o fino a quando la pasta sarà al dente

Aggiungere 1 tazza di formaggio e mescolare.

Cospargere con il rimanente formaggio vegano e gli ingredienti per il condimento

Spaghetti con olive verdi e peperoni

INGREDIENTI

1 cipolla rossa, tritata mediamente

1 peperone verde a fette

15 once di fagioli in scatola, sciacquati e scolati

Lattina da 15 once di fagioli bianchi, sciacquati e scolati

28 once di pomodori schiacciati

1/4 tazza di olive verdi

2 cucchiai. capperi

½ cucchiaino di sale

1/8 cucchiaino di pepe nero

2 tazze di brodo vegetale

8 once di spaghetti crudi

1 tazza e ½ di formaggio vegano (fatto con tofu)

Ingredienti per il ripieno:

cipolle verdi tritate per servire

Metti tutti gli ingredienti tranne la pasta, il formaggio vegano e gli ingredienti del ripieno nella pentola a cottura lenta.

Mescolare e coprire.

Cuocere a fuoco alto per 4 ore o a fuoco basso per 7 ore.

Aggiungete la pasta e fate cuocere a fuoco vivace per 18 minuti, o fino a quando la pasta sarà al dente

Aggiungere 1 tazza di formaggio e mescolare.

Cospargere con il rimanente formaggio vegano e gli ingredienti per il condimento

Maccheroni integrali con crema di formaggio vegana

INGREDIENTI

1 cipolla rossa, tritata mediamente

1 peperone verde a fette

15 once di fagiolini, sciacquati e scolati

15 once di fagioli neri in scatola, sciacquati e scolati

28 once di pomodori schiacciati

4 cucchiai. crema di formaggio vegana

1 C. Erbe di Provenza

½ cucchiaino di sale

1/8 cucchiaino di pepe nero

2 tazze di brodo vegetale

8 once di maccheroni al gomito integrali crudi

1 tazza e ½ di formaggio vegano (fatto con tofu)

Ingredienti per il ripieno:

cipolle verdi tritate per servire

Metti tutti gli ingredienti tranne la pasta, il formaggio vegano e gli ingredienti del ripieno nella pentola a cottura lenta.

Mescolare e coprire.

Cuocere a fuoco alto per 4 ore o a fuoco basso per 7 ore.

Aggiungete la pasta e fate cuocere a fuoco vivace per 18 minuti, o fino a quando la pasta sarà al dente

Aggiungere 1 tazza di formaggio e mescolare.

Cospargere con il rimanente formaggio vegano e gli ingredienti per il condimento

Penne con chorizo

INGREDIENTI

1 cipolla gialla, tritata mediamente

1 peperone rosso, tritato finemente

15 once di fagioli in scatola

15 once possono ottimi fagioli del nord

28 once di pomodori schiacciati

1/4 tazza di chorizo vegano, tritato grossolanamente

1 tazza di timo secco

½ cucchiaino di sale

1/8 cucchiaino di pepe nero

2 tazze di brodo vegetale

8 once di pasta di penne cruda

1 tazza e ½ di formaggio vegano (fatto con tofu)

Ingredienti per il ripieno:

cipolle verdi tritate per servire

Metti tutti gli ingredienti tranne la pasta, il formaggio vegano e gli ingredienti del ripieno nella pentola a cottura lenta.

Mescolare e coprire.

Cuocere a fuoco alto per 4 ore o a fuoco basso per 7 ore.

Aggiungete la pasta e fate cuocere a fuoco vivace per 18 minuti, o fino a quando la pasta sarà al dente

Aggiungere 1 tazza di formaggio e mescolare.

Cospargere con il rimanente formaggio vegano e gli ingredienti per il condimento

Papardelle con Fave

INGREDIENTI

1 cipolla rossa, tritata mediamente

1 peperone verde a fette

15 once di fagioli in scatola, sciacquati e scolati

Lattina da 15 once di fagioli bianchi, sciacquati e scolati

28 once di pomodori schiacciati

4 cucchiai. Pesto

1 C. Condimento italiano

½ cucchiaino di sale

1/8 cucchiaino di pepe nero

2 tazze di brodo vegetale

8 once di pappardelle crude

1 tazza e ½ di formaggio vegano (fatto con tofu)

Ingredienti per il ripieno:

cipolle verdi tritate per servire

Metti tutti gli ingredienti tranne la pasta, il formaggio vegano e gli ingredienti del ripieno nella pentola a cottura lenta.

Mescolare e coprire.

Cuocere a fuoco alto per 4 ore o a fuoco basso per 7 ore.

Aggiungete la pasta e fate cuocere a fuoco vivace per 18 minuti, o fino a quando la pasta sarà al dente

Aggiungere 1 tazza di formaggio e mescolare.

Cospargere con il rimanente formaggio vegano e gli ingredienti per il condimento

Fettuccine in umido con fagiolini

INGREDIENTI

1 cipolla rossa, tritata mediamente

1 peperone verde a fette

15 once di fagiolini, sciacquati e scolati

15 once di fagioli neri in scatola, sciacquati e scolati

28 once di pomodori schiacciati

2 cucchiai. pasta di pomodoro

1 tazza di basilico

1 C. Condimento italiano

½ cucchiaino di sale

1/8 cucchiaino di pepe nero

2 tazze di brodo vegetale

8 once di fettuccine crude

1 tazza e ½ di formaggio vegano (fatto con tofu)

Ingredienti per il ripieno:

cipolle verdi tritate per servire

Metti tutti gli ingredienti tranne la pasta, il formaggio vegano e gli ingredienti del ripieno nella pentola a cottura lenta.

Mescolare e coprire.

Cuocere a fuoco alto per 4 ore o a fuoco basso per 7 ore.

Aggiungete la pasta e fate cuocere a fuoco vivace per 18 minuti, o fino a quando la pasta sarà al dente

Aggiungere 1 tazza di formaggio e mescolare.

Cospargere con il rimanente formaggio vegano e gli ingredienti per il condimento

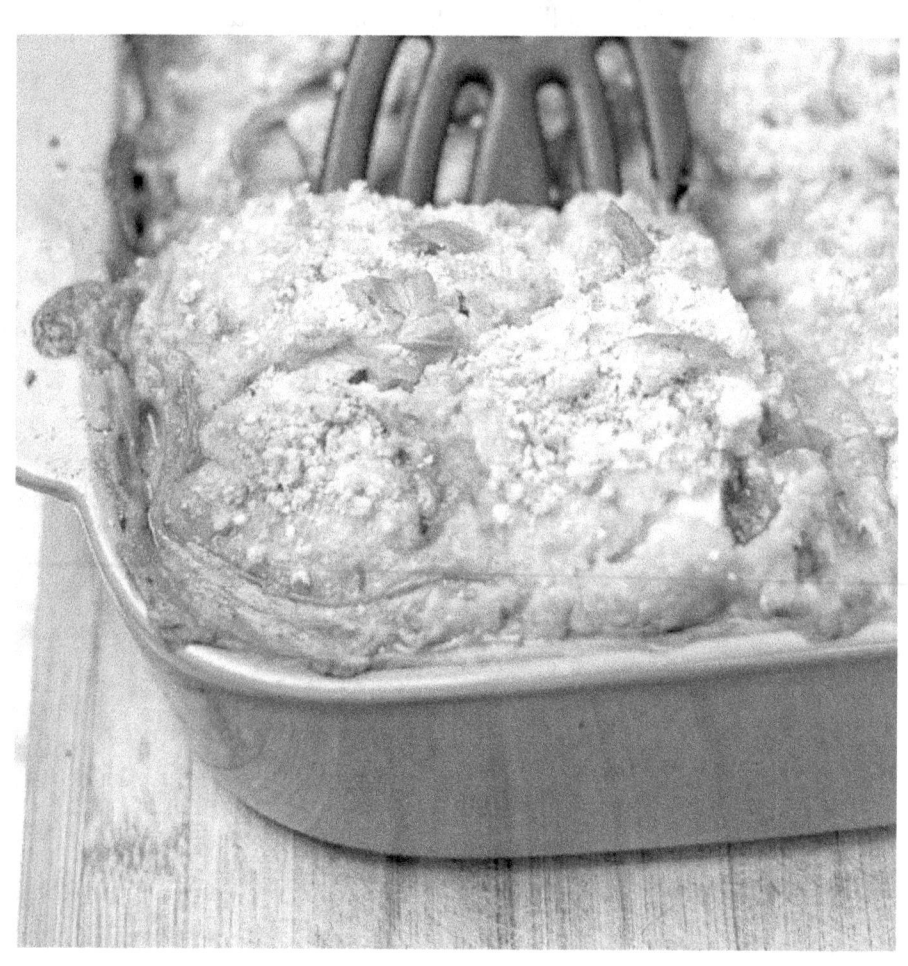

Conchiglioni di pasta cotti lentamente con salsa chimichurri

INGREDIENTI

5 peperoncini jalapeno

15 once di fagioli in scatola, sciacquati e scolati

Lattina da 15 once di Great Northern Beans, sciacquata e scolata

4 cucchiai. salsa chimichurri

1/2 cucchiaino. pepe di Caienna

½ cucchiaino di sale

1/8 cucchiaino di pepe nero

2 tazze di brodo vegetale

8 once di gusci di pasta cruda

1 tazza e ½ di formaggio vegano (fatto con tofu)

Ingredienti per il ripieno:

cipolle verdi tritate per servire

Metti tutti gli ingredienti tranne la pasta, il formaggio vegano e gli ingredienti del ripieno nella pentola a cottura lenta.

Mescolare e coprire.

Cuocere a fuoco alto per 4 ore o a fuoco basso per 7 ore.

Aggiungete la pasta e fate cuocere a fuoco vivace per 18 minuti, o fino a quando la pasta sarà al dente

Aggiungere 1 tazza di formaggio e mescolare.

Cospargere con il rimanente formaggio vegano e gli ingredienti per il condimento

Farfalle con ceci cotte lentamente

INGREDIENTI

1 cipolla gialla, tritata mediamente

1 peperone rosso, tritato finemente

15 once di fagioli borlotti, sciacquati e scolati

15 once di ceci, sciacquati e scolati

28 once di pomodori schiacciati

1/4 tazza di olive verdi

2 cucchiai. capperi

½ cucchiaino di sale

1/8 cucchiaino di pepe nero

2 tazze di brodo vegetale

8 once di pasta farfalle cruda

1 tazza e ½ di formaggio vegano (fatto con tofu)

Ingredienti per il ripieno:

cipolle verdi tritate per servire

Metti tutti gli ingredienti tranne la pasta, il formaggio vegano e gli ingredienti del ripieno nella pentola a cottura lenta.

Mescolare e coprire.

Cuocere a fuoco alto per 4 ore o a fuoco basso per 7 ore.

Aggiungete la pasta e fate cuocere a fuoco vivace per 18 minuti, o fino a quando la pasta sarà al dente

Aggiungere 1 tazza di formaggio e mescolare.

Cospargere con il rimanente formaggio vegano e gli ingredienti per il condimento

Spaghetti in umido con fagioli e peperoni

INGREDIENTI

1 cipolla rossa, tritata mediamente

1 peperone verde a fette

15 once di fagiolini, sciacquati e scolati

15 once di fagioli neri in scatola, sciacquati e scolati

28 once di pomodori schiacciati

3 once di mozzarella vegana

1 C. Condimento italiano

½ cucchiaino di sale

1/8 cucchiaino di pepe nero

2 tazze di brodo vegetale

8 once di spaghetti crudi

1 tazza e ½ di formaggio vegano (fatto con tofu)

Ingredienti per il ripieno:

cipolle verdi tritate per servire

Metti tutti gli ingredienti tranne la pasta, il formaggio vegano e gli ingredienti del ripieno nella pentola a cottura lenta.

Mescolare e coprire.

Cuocere a fuoco alto per 4 ore o a fuoco basso per 7 ore.

Aggiungete la pasta e fate cuocere a fuoco vivace per 18 minuti, o fino a quando la pasta sarà al dente

Aggiungere 1 tazza di formaggio e mescolare.

Cospargere con il rimanente formaggio vegano e gli ingredienti per il condimento

Maccheroni piccanti a cottura lenta e formaggio vegano

INGREDIENTI

1 peperoncino d'acciuga

1 cipolla rossa

15 once di fagioli in scatola, sciacquati e scolati

Lattina da 15 once di Great Northern Beans, sciacquata e scolata

28 once di pomodori schiacciati

1 cucchiaio e mezzo di peperoncino in polvere

2 cucchiaini di cumino

½ cucchiaino di sale

1/8 cucchiaino di pepe nero

2 tazze di brodo vegetale

8 once di maccheroni al gomito integrali crudi

1 tazza e ½ di formaggio vegano (fatto con tofu)

Ingredienti per il ripieno:

cipolle verdi tritate per servire

Metti tutti gli ingredienti tranne la pasta, il formaggio vegano e gli ingredienti del ripieno nella pentola a cottura lenta.

Mescolare e coprire.

Cuocere a fuoco alto per 4 ore o a fuoco basso per 7 ore.

Aggiungete la pasta e fate cuocere a fuoco vivace per 18 minuti, o fino a quando la pasta sarà al dente

Aggiungere 1 tazza di formaggio e mescolare.

Cospargere con il rimanente formaggio vegano e gli ingredienti per il condimento

Penne Al Pesto

INGREDIENTI

1 cipolla rossa, tritata mediamente

1 peperone verde a fette

15 once di fagioli in scatola, sciacquati e scolati

Lattina da 15 once di fagioli bianchi, sciacquati e scolati

28 once di pomodori schiacciati

4 cucchiai. Pesto

1 C. Condimento italiano

½ cucchiaino di sale

1/8 cucchiaino di pepe nero

2 tazze di brodo vegetale

8 once di pasta di penne cruda

1 tazza e ½ di formaggio vegano (fatto con tofu)

Ingredienti per il ripieno:

cipolle verdi tritate per servire

Metti tutti gli ingredienti tranne la pasta, il formaggio vegano e gli ingredienti del ripieno nella pentola a cottura lenta.

Mescolare e coprire.

Cuocere a fuoco alto per 4 ore o a fuoco basso per 7 ore.

Aggiungete la pasta e fate cuocere a fuoco vivace per 18 minuti, o fino a quando la pasta sarà al dente

Aggiungere 1 tazza di formaggio e mescolare.

Cospargere con il rimanente formaggio vegano e gli ingredienti per il condimento

Pappardelle Pasta Di Fagioli Neri E Fagioli Al Burro

INGREDIENTI

1 cipolla rossa, tritata mediamente

1 peperone verde a fette

15 oncc di fagiolini, sciacquati e scolati

15 once di fagioli neri in scatola, sciacquati e scolati

28 once di pomodori schiacciati

4 cucchiai. crema di formaggio vegana

1 C. Erbe di Provenza

½ cucchiaino di sale

1/8 cucchiaino di pepe nero

2 tazze di brodo vegetale

8 once di pappardelle crude

1 tazza e ½ di formaggio vegano (fatto con tofu)

Ingredienti per il ripieno:

cipolle verdi tritate per servire

Metti tutti gli ingredienti tranne la pasta, il formaggio vegano e gli ingredienti del ripieno nella pentola a cottura lenta.

Mescolare e coprire.

Cuocere a fuoco alto per 4 ore o a fuoco basso per 7 ore.

Aggiungete la pasta e fate cuocere a fuoco vivace per 18 minuti, o fino a quando la pasta sarà al dente

Aggiungere 1 tazza di formaggio e mescolare.

Cospargere con il rimanente formaggio vegano e gli ingredienti per il condimento

Maccheroni e chorizo vegani

INGREDIENTI

1 cipolla gialla, tritata mediamente

1 peperone rosso, tritato finemente

15 once di fagioli borlotti, sciacquati e scolati

15 once di ceci, sciacquati e scolati

28 once di pomodori schiacciati

1/4 tazza di chorizo vegano, tritato grossolanamente

1 tazza di timo secco

½ cucchiaino di sale

1/8 cucchiaino di pepe nero

2 tazze di brodo vegetale

8 once di maccheroni al gomito integrali crudi

1 tazza e ½ di formaggio vegano (fatto con tofu)

Ingredienti per il ripieno:

cipolle verdi tritate per servire

Metti tutti gli ingredienti tranne la pasta, il formaggio vegano e gli ingredienti del ripieno nella pentola a cottura lenta.

Mescolare e coprire.

Cuocere a fuoco alto per 4 ore o a fuoco basso per 7 ore.

Aggiungete la pasta e fate cuocere a fuoco vivace per 18 minuti, o fino a quando la pasta sarà al dente

Aggiungere 1 tazza di formaggio e mescolare.

Cospargere con il rimanente formaggio vegano e gli ingredienti per il condimento

Conchiglioni di pasta con salsa piccante chimichurri

INGREDIENTI

1 cipolla rossa, tritata mediamente

5 peperoncini jalapeno

1 cipolla rossa

15 once di fagioli in scatola, sciacquati e scolati

Lattina da 15 once di Great Northern Beans, sciacquata e scolata

4 cucchiai. salsa chimichurri

1/2 cucchiaino. pepe di Caienna

½ cucchiaino di sale

1/8 cucchiaino di pepe nero

2 tazze di brodo vegetale

8 once di gusci di pasta cruda

1 tazza e ½ di formaggio vegano (fatto con tofu)

Ingredienti per il ripieno:

cipolle verdi tritate per servire

Metti tutti gli ingredienti tranne la pasta, il formaggio vegano e gli ingredienti del ripieno nella pentola a cottura lenta.

Mescolare e coprire.

Cuocere a fuoco alto per 4 ore o a fuoco basso per 7 ore.

Aggiungete la pasta e fate cuocere a fuoco vivace per 18 minuti, o fino a quando la pasta sarà al dente

Aggiungere 1 tazza di formaggio e mescolare.

Cospargere con il rimanente formaggio vegano e gli ingredienti per il condimento

Farfalle in umido con olive

INGREDIENTI

1 cipolla rossa, tritata mediamente

1 peperone verde a fette

15 once di fagioli in scatola, sciacquati e scolati

Lattina da 15 once di fagioli bianchi, sciacquati e scolati

28 once di pomodori schiacciati

1/4 tazza di olive verdi

2 cucchiai. capperi

½ cucchiaino di sale

1/8 cucchiaino di pepe nero

2 tazze di brodo vegetale

8 once di pasta farfalle cruda

1 tazza e ½ di formaggio vegano (fatto con tofu)

Ingredienti per il ripieno:

cipolle verdi tritate per servire

Metti tutti gli ingredienti tranne la pasta, il formaggio vegano e gli ingredienti del ripieno nella pentola a cottura lenta.

Mescolare e coprire.

Cuocere a fuoco alto per 4 ore o a fuoco basso per 7 ore.

Aggiungete la pasta e fate cuocere a fuoco vivace per 18 minuti, o fino a quando la pasta sarà al dente

Aggiungere 1 tazza di formaggio e mescolare.

Cospargere con il rimanente formaggio vegano e gli ingredienti per il condimento

Penne a cottura lenta

INGREDIENTI

1 cipolla rossa, tritata mediamente

1 peperone verde a fette

15 once di fagiolini, sciacquati e scolati

15 once di fagioli neri in scatola, sciacquati e scolati

28 once di pomodori schiacciati

3 once di mozzarella vegana

1 C. Condimento italiano

½ cucchiaino di sale

1/8 cucchiaino di pepe nero

2 tazze di brodo vegetale

8 once di pasta di penne cruda

1 tazza e ½ di formaggio vegano (fatto con tofu)

Ingredienti per il ripieno:

cipolle verdi tritate per servire

Metti tutti gli ingredienti tranne la pasta, il formaggio vegano e gli ingredienti del ripieno nella pentola a cottura lenta.

Mescolare e coprire.

Cuocere a fuoco alto per 4 ore o a fuoco basso per 7 ore.

Aggiungete la pasta e fate cuocere a fuoco vivace per 18 minuti, o fino a quando la pasta sarà al dente

Aggiungere 1 tazza di formaggio e mescolare.

Cospargere con il rimanente formaggio vegano e gli ingredienti per il condimento

Fettuccine Brasate con Fagioli Pinto

INGREDIENTI

1 cipolla rossa, tritata mediamente

1 peperone verde a fette

15 once di fagioli borlotti, sciacquati e scolati

15 once di ceci, sciacquati e scolati

28 once di pomodori schiacciati

4 cucchiai. crema di formaggio vegana

1 C. Erbe di Provenza

½ cucchiaino di sale

1/8 cucchiaino di pepe nero

2 tazze di brodo vegetale

8 once di fettuccine crude

1 tazza e ½ di formaggio vegano (fatto con tofu)

Ingredienti per il ripieno:

cipolle verdi tritate per servire

Metti tutti gli ingredienti tranne la pasta, il formaggio vegano e gli ingredienti del ripieno nella pentola a cottura lenta.

Mescolare e coprire.

Cuocere a fuoco alto per 4 ore o a fuoco basso per 7 ore.

Aggiungete la pasta e fate cuocere a fuoco vivace per 18 minuti, o fino a quando la pasta sarà al dente

Aggiungere 1 tazza di formaggio e mescolare.

Cospargere con il rimanente formaggio vegano e gli ingredienti per il condimento

Spaghetti italiani con fagioli a cottura lenta

INGREDIENTI

1 cipolla rossa, tritata mediamente

1 peperone verde a fette

15 once di fagioli in scatola, sciacquati e scolati

Lattina da 15 once di Great Northern Beans, sciacquata e scolata

28 once di pomodori schiacciati

4 cucchiai. Pesto

1 C. Condimento italiano

½ cucchiaino di sale

1/8 cucchiaino di pepe nero

2 tazze di brodo vegetale

8 once di spaghetti crudi

1 tazza e ½ di formaggio vegano (fatto con tofu)

Ingredienti per il ripieno:

cipolle verdi tritate per servire

Metti tutti gli ingredienti tranne la pasta, il formaggio vegano e gli ingredienti del ripieno nella pentola a cottura lenta.

Mescolare e coprire.

Cuocere a fuoco alto per 4 ore o a fuoco basso per 7 ore.

Aggiungete la pasta e fate cuocere a fuoco vivace per 18 minuti, o fino a quando la pasta sarà al dente

Aggiungere 1 tazza di formaggio e mescolare.

Cospargere con il rimanente formaggio vegano e gli ingredienti per il condimento

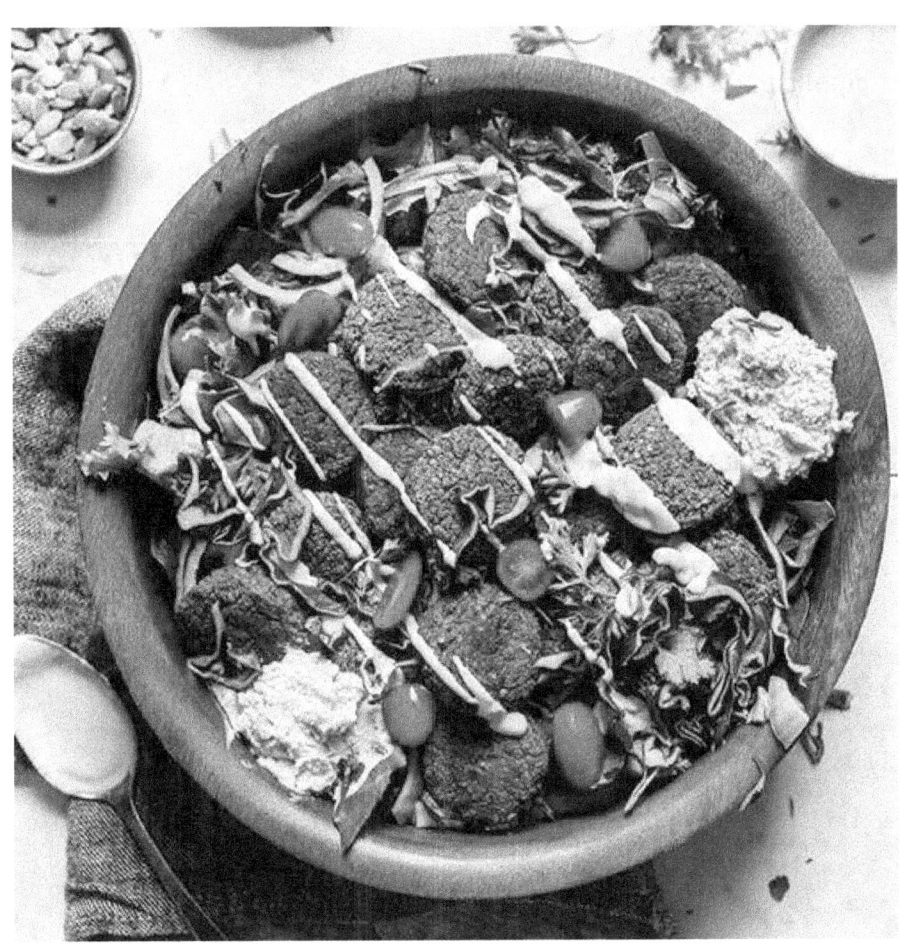

Papardelle a cottura lenta

INGREDIENTI

1 cipolla gialla, tritata mediamente

1 peperone rosso, tritato finemente

15 once di fagioli in scatola, sciacquati e scolati

Lattina da 15 once di fagioli bianchi, sciacquati e scolati

28 once di pomodori schiacciati

2 cucchiai. pasta di pomodoro

1 tazza di basilico

1 C. Condimento italiano

½ cucchiaino di sale

1/8 cucchiaino di pepe nero

2 tazze di brodo vegetale

8 once di pappardelle crude

1 tazza e ½ di formaggio vegano (fatto con tofu)

Ingredienti per il ripieno:

cipolle verdi tritate per servire

Metti tutti gli ingredienti tranne la pasta, il formaggio vegano e gli ingredienti del ripieno nella pentola a cottura lenta.

Mescolare e coprire.

Cuocere a fuoco alto per 4 ore o a fuoco basso per 7 ore.

Aggiungete la pasta e fate cuocere a fuoco vivace per 18 minuti, o fino a quando la pasta sarà al dente

Aggiungere 1 tazza di formaggio e mescolare.

Cospargere con il rimanente formaggio vegano e gli ingredienti per il condimento

Maccheroni al gomito e peperoni verdi a cottura lenta con chorizo vegano e olive verdi

INGREDIENTI

1 cipolla rossa, tritata mediamente

1 peperone verde a fette

½ tazza di olive verdi, sgocciolate

15 once di fagioli neri in scatola, sciacquati e scolati

28 once di pomodori schiacciati

1/4 tazza di chorizo vegano, tritato grossolanamente

1 tazza di timo secco

½ cucchiaino di sale

1/8 cucchiaino di pepe nero

2 tazze di brodo vegetale

8 once di maccheroni al gomito integrali crudi

1 tazza e ½ di formaggio vegano (fatto con tofu)

Ingredienti per il ripieno:

cipolle verdi tritate per servire

Metti tutti gli ingredienti tranne la pasta, il formaggio vegano e gli ingredienti del ripieno nella pentola a cottura lenta.

Mescolare e coprire.

Cuocere a fuoco alto per 4 ore o a fuoco basso per 7 ore.

Aggiungete la pasta e fate cuocere a fuoco vivace per 18 minuti, o fino a quando la pasta sarà al dente

Aggiungere 1 tazza di formaggio e mescolare.

Cospargere con il rimanente formaggio vegano e gli ingredienti per il condimento

Conchiglioni di pasta cotta lentamente con capperi

INGREDIENTI

1 cipolla rossa, tritata mediamente

1 peperone verde a fette

15 once di fagioli borlotti, sciacquati e scolati

¼ tazza di capperi, scolati

4 cucchiai. salsa chimichurri

1/2 cucchiaino. pepe di Caienna

½ cucchiaino di sale

1/8 cucchiaino di pepe nero

2 tazze di brodo vegetale

8 once di gusci di pasta cruda

1 tazza e ½ di formaggio vegano (fatto con tofu)

Ingredienti per il ripieno:

cipolle verdi tritate per servire

Metti tutti gli ingredienti tranne la pasta, il formaggio vegano e gli ingredienti del ripieno nella pentola a cottura lenta.

Mescolare e coprire.

Cuocere a fuoco alto per 4 ore o a fuoco basso per 7 ore.

Aggiungete la pasta e fate cuocere a fuoco vivace per 18 minuti, o fino a quando la pasta sarà al dente

Aggiungere 1 tazza di formaggio e mescolare.

Cospargere con il rimanente formaggio vegano e gli ingredienti per il condimento

Penne cotte lentamente con olive e capperi

INGREDIENTI

1 cipolla rossa, tritata mediamente

1 peperone verde a fette

¼ tazza di olive, sgocciolate

¼ tazza di capperi, scolati

28 once di pomodori schiacciati

4 cucchiai. crema di formaggio vegana

1 C. Erbe di Provenza

½ cucchiaino di sale

1/8 cucchiaino di pepe nero

2 tazze di brodo vegetale

8 once di pasta di penne cruda

1 tazza e ½ di formaggio vegano (fatto con tofu)

Ingredienti per il ripieno:

cipolle verdi tritate per servire

Metti tutti gli ingredienti tranne la pasta, il formaggio vegano e gli ingredienti del ripieno nella pentola a cottura lenta.

Mescolare e coprire.

Cuocere a fuoco alto per 4 ore o a fuoco basso per 7 ore.

Aggiungete la pasta e fate cuocere a fuoco vivace per 18 minuti, o fino a quando la pasta sarà al dente

Aggiungere 1 tazza di formaggio e mescolare.

Cospargere con il rimanente formaggio vegano e gli ingredienti per il condimento

Maccheroni di gomito con olive e capperi

INGREDIENTI

1 cipolla rossa, tritata mediamente

1 peperone verde a fette

15 once di fagioli in scatola, sciacquati e scolati

Lattina da 15 once di Great Northern Beans, sciacquata e scolata

28 once di pomodori schiacciati

1/4 tazza di olive verdi

2 cucchiai. capperi

½ cucchiaino di sale

1/8 cucchiaino di pepe nero

2 tazze di brodo vegetale

8 once di maccheroni al gomito integrali crudi

1 tazza e ½ di formaggio vegano (fatto con tofu)

Ingredienti per il ripieno:

cipolle verdi tritate per servire

Metti tutti gli ingredienti tranne la pasta, il formaggio vegano e gli ingredienti del ripieno nella pentola a cottura lenta.

Mescolare e coprire.

Cuocere a fuoco alto per 4 ore o a fuoco basso per 7 ore.

Aggiungete la pasta e fate cuocere a fuoco vivace per 18 minuti, o fino a quando la pasta sarà al dente

Aggiungere 1 tazza di formaggio e mescolare.

Cospargere con il rimanente formaggio vegano e gli ingredienti per il condimento

Farfalle stufate con capperi

INGREDIENTI

1 cipolla gialla, tritata mediamente

¼ tazza di capperi, scolati

28 once di pomodori schiacciati

3 once di mozzarella vegana

1 C. Condimento italiano

½ cucchiaino di sale

1/8 cucchiaino di pepe nero

2 tazze di brodo vegetale

8 once di pasta farfalle cruda

1 tazza e ½ di formaggio vegano (fatto con tofu)

Ingredienti per il ripieno:

cipolle verdi tritate per servire

Metti tutti gli ingredienti tranne la pasta, il formaggio vegano e gli ingredienti del ripieno nella pentola a cottura lenta.

Mescolare e coprire.

Cuocere a fuoco alto per 4 ore o a fuoco basso per 7 ore.

Aggiungete la pasta e fate cuocere a fuoco vivace per 18 minuti, o fino a quando la pasta sarà al dente

Aggiungere 1 tazza di formaggio e mescolare.

Cospargere con il rimanente formaggio vegano e gli ingredienti per il condimento

Maccheroni Di Gomito Alla Puttanesca

INGREDIENTI

1 cipolla rossa, tritata mediamente

1 peperone verde a fette

¼ tazza di capperi, scolati

¼ tazza di olive, sgocciolate

15 once di salsa di pomodoro in scatola

28 once di pomodori schiacciati

4 cucchiai. Pesto

1 C. Condimento italiano

½ cucchiaino di sale

1/8 cucchiaino di pepe nero

2 tazze di brodo vegetale

8 once di maccheroni al gomito integrali crudi

1 tazza e ½ di formaggio vegano (fatto con tofu)

Ingredienti per il ripieno:

cipolle verdi tritate per servire

Metti tutti gli ingredienti tranne la pasta, il formaggio vegano e gli ingredienti del ripieno nella pentola a cottura lenta.

Mescolare e coprire.

Cuocere a fuoco alto per 4 ore o a fuoco basso per 7 ore.

Aggiungete la pasta e fate cuocere a fuoco vivace per 18 minuti, o fino a quando la pasta sarà al dente

Aggiungere 1 tazza di formaggio e mescolare.

Cospargere con il rimanente formaggio vegano e gli ingredienti per il condimento

Spaghetti Alla Puttanesca

INGREDIENTI

1 cipolla rossa, tritata mediamente

1 peperone verde a fette

¼ tazza di capperi, scolati

¼ tazza di olive nere, sgocciolate

15 once di salsa di pomodoro

28 once di pomodori schiacciati

2 cucchiai. pasta di pomodoro

1 tazza di basilico

1 C. Condimento italiano

½ cucchiaino di sale

1/8 cucchiaino di pepe nero

2 tazze di brodo vegetale

8 once di spaghetti crudi

1 tazza e ½ di formaggio vegano (fatto con tofu)

Ingredienti per il ripieno:

cipolle verdi tritate per servire

Metti tutti gli ingredienti tranne la pasta, il formaggio vegano e gli ingredienti del ripieno nella pentola a cottura lenta.

Mescolare e coprire.

Cuocere a fuoco alto per 4 ore o a fuoco basso per 7 ore.

Aggiungete la pasta e fate cuocere a fuoco vivace per 18 minuti, o fino a quando la pasta sarà al dente

Aggiungere 1 tazza di formaggio e mescolare.

Cospargere con il rimanente formaggio vegano e gli ingredienti per il condimento

Pappardelle Pasta Alla Puttanesca

INGREDIENTI

1 cipolla rossa, tritata mediamente

15 once di salsa di pomodoro

¼ tazza di capperi, scolati

28 once di pomodori schiacciati

1/4 tazza di chorizo vegano, tritato grossolanamente

1 tazza di timo secco

½ cucchiaino di sale

1/8 cucchiaino di pepe nero

2 tazze di brodo vegetale

8 once di pappardelle crude

1 tazza e ½ di formaggio vegano (fatto con tofu)

Ingredienti per il ripieno:

cipolle verdi tritate per servire

Metti tutti gli ingredienti tranne la pasta, il formaggio vegano e gli ingredienti del ripieno nella pentola a cottura lenta.

Mescolare e coprire.

Cuocere a fuoco alto per 4 ore o a fuoco basso per 7 ore.

Aggiungete la pasta e fate cuocere a fuoco vivace per 18 minuti, o fino a quando la pasta sarà al dente

Aggiungere 1 tazza di formaggio e mescolare.

Cospargere con il rimanente formaggio vegano e gli ingredienti per il condimento

Penne Con Pomodori Verdi In Salsa Chimichurri

INGREDIENTI

1 cipolla rossa, tritata mediamente

1 peperone verde a fette

1 tazza di pomodori verdi tritati

¼ tazza di capperi, scolati

4 cucchiai. salsa chimichurri

1/2 cucchiaino. pepe di Caienna

½ cucchiaino di sale

1/8 cucchiaino di pepe nero

2 tazze di brodo vegetale

8 once di pasta di penne cruda

1 tazza e ½ di formaggio vegano (fatto con tofu)

Ingredienti per il ripieno:

cipolle verdi tritate per servire

Metti tutti gli ingredienti tranne la pasta, il formaggio vegano e gli ingredienti del ripieno nella pentola a cottura lenta.

Mescolare e coprire.

Cuocere a fuoco alto per 4 ore o a fuoco basso per 7 ore.

Aggiungete la pasta e fate cuocere a fuoco vivace per 18 minuti, o fino a quando la pasta sarà al dente

Aggiungere 1 tazza di formaggio e mescolare.

Cospargere con il rimanente formaggio vegano e gli ingredienti per il condimento

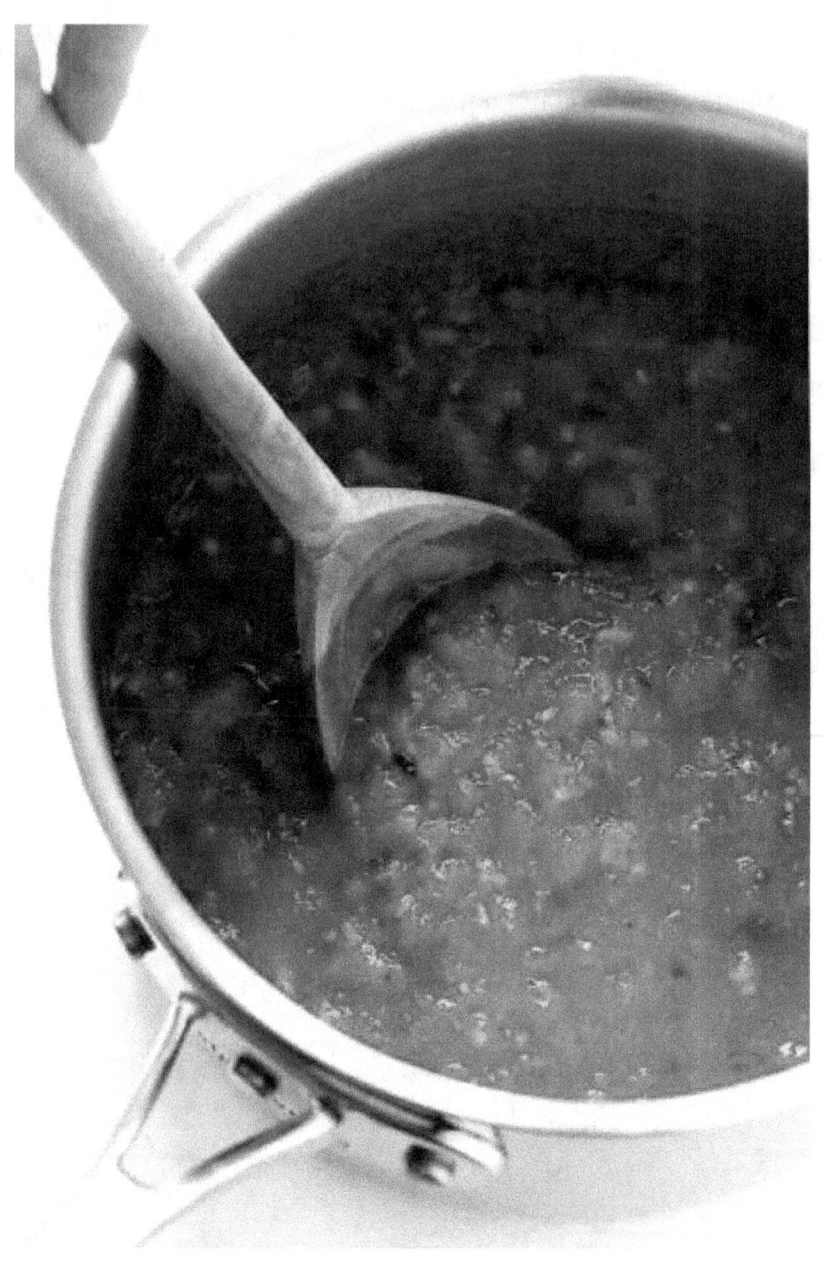

Maccheroni vegani cremosi e formaggio

INGREDIENTI

1 cipolla rossa, tritata mediamente

1 peperone verde a fette

8 once di crema di formaggio vegano

15 once di salsa di pomodoro in scatola

28 once di pomodori schiacciati

4 cucchiai. crema di formaggio vegana

1 C. Erbe di Provenza

½ cucchiaino di sale

1/8 cucchiaino di pepe nero

2 tazze di brodo vegetale

8 once di maccheroni al gomito integrali crudi

1 tazza e ½ di formaggio vegano (fatto con tofu)

Ingredienti per il ripieno:

cipolle verdi tritate per servire

Metti tutti gli ingredienti tranne la pasta, il formaggio vegano e gli ingredienti del ripieno nella pentola a cottura lenta.

Mescolare e coprire.

Cuocere a fuoco alto per 4 ore o a fuoco basso per 7 ore.

Aggiungete la pasta e fate cuocere a fuoco vivace per 18 minuti, o fino a quando la pasta sarà al dente

Aggiungere 1 tazza di formaggio e mescolare.

Cospargere con il rimanente formaggio vegano e gli ingredienti per il condimento

Farfalle Con Salsa Di Pomodoro E Crema Di Formaggio Vegana

INGREDIENTI

1 cipolla gialla, tritata mediamente

1 peperone rosso, tritato finemente

8 once, crema di formaggio vegana

15 once di salsa di pomodoro

28 once di pomodori schiacciati

1/4 tazza di olive verdi

2 cucchiai. capperi

½ cucchiaino di sale

1/8 cucchiaino di pepe nero

2 tazze di brodo vegetale

8 once di pasta farfalle cruda

1 tazza e ½ di formaggio vegano (fatto con tofu)

Ingredienti per il ripieno:

cipolle verdi tritate per servire

Metti tutti gli ingredienti tranne la pasta, il formaggio vegano e gli ingredienti del ripieno nella pentola a cottura lenta.

Mescolare e coprire.

Cuocere a fuoco alto per 4 ore o a fuoco basso per 7 ore.

Aggiungete la pasta e fate cuocere a fuoco vivace per 18 minuti, o fino a quando la pasta sarà al dente

Aggiungere 1 tazza di formaggio e mescolare.

Cospargere con il rimanente formaggio vegano e gli ingredienti per il condimento

Conchiglioni di pasta al sugo di pomodoro

INGREDIENTI

1 cipolla rossa, tritata mediamente

15 once di salsa di pomodoro in scatola

28 once di pomodori schiacciati

3 once di mozzarella vegana

1 C. Condimento italiano

½ cucchiaino di sale

1/8 cucchiaino di pepe nero

2 tazze di brodo vegetale

8 once di gusci di pasta cruda

1 tazza e ½ di formaggio vegano (fatto con tofu)

Ingredienti per il ripieno:

cipolle verdi tritate per servire

Metti tutti gli ingredienti tranne la pasta, il formaggio vegano e gli ingredienti del ripieno nella pentola a cottura lenta.

Mescolare e coprire.

Cuocere a fuoco alto per 4 ore o a fuoco basso per 7 ore.

Aggiungete la pasta e fate cuocere a fuoco vivace per 18 minuti, o fino a quando la pasta sarà al dente

Aggiungere 1 tazza di formaggio e mescolare.

Cospargere con il rimanente formaggio vegano e gli ingredienti per il condimento

Maccheroni Al Gomito Con Pesto Rosso

INGREDIENTI

1 cipolla rossa, tritata mediamente

1 peperone verde a fette

tazza di pesto rosso

15 once di salsa di pomodoro in scatola

28 once di pomodori schiacciati

2 cucchiai. pasta di pomodoro

1 tazza di basilico

1 C. Condimento italiano

½ cucchiaino di sale

1/8 cucchiaino di pepe nero

2 tazze di brodo vegetale

8 once di maccheroni al gomito integrali crudi

1 tazza e ½ di formaggio vegano (fatto con tofu)

Ingredienti per il ripieno:

cipolle verdi tritate per servire

Metti tutti gli ingredienti tranne la pasta, il formaggio vegano e gli ingredienti del ripieno nella pentola a cottura lenta.

Mescolare e coprire.

Cuocere a fuoco alto per 4 ore o a fuoco basso per 7 ore.

Aggiungete la pasta e fate cuocere a fuoco vivace per 18 minuti, o fino a quando la pasta sarà al dente

Aggiungere 1 tazza di formaggio e mescolare.

Cospargere con il rimanente formaggio vegano e gli ingredienti per il condimento

Pappardelle Pasta con 2 tipi di pesto

INGREDIENTI

1 cipolla rossa, tritata mediamente

1 peperone verde a fette

15 once di fagioli in scatola, sciacquati e scolati

Lattina da 15 once di Great Northern Beans, sciacquata e scolata

28 once di pomodori schiacciati

4 cucchiai. Pesto

4 cucchiai. Pesto Rosso

1 C. Condimento italiano

½ cucchiaino di sale

1/8 cucchiaino di pepe nero

2 tazze di brodo vegetale

8 once di pappardelle crude

1 tazza e ½ di formaggio vegano (fatto con tofu)

Ingredienti per il ripieno:

cipolle verdi tritate per servire

Metti tutti gli ingredienti tranne la pasta, il formaggio vegano e gli ingredienti del ripieno nella pentola a cottura lenta.

Mescolare e coprire.

Cuocere a fuoco alto per 4 ore o a fuoco basso per 7 ore.

Aggiungete la pasta e fate cuocere a fuoco vivace per 18 minuti, o fino a quando la pasta sarà al dente

Aggiungere 1 tazza di formaggio e mescolare.

Cospargere con il rimanente formaggio vegano e gli ingredienti per il condimento

Penne con capperi e chorizo vegano

INGREDIENTI

1 peperoncino d'acciuga

1 cipolla rossa

15 once di salsa di pomodoro in scatola

¼ tazza di capperi, scolati

28 once di pomodori schiacciati

1/4 tazza di chorizo vegano, tritato grossolanamente

1 tazza di timo secco

½ cucchiaino di sale

1/8 cucchiaino di pepe nero

2 tazze di brodo vegetale

8 once di pasta di penne cruda

1 tazza e ½ di formaggio vegano (fatto con tofu)

Ingredienti per il ripieno:

cipolle verdi tritate per servire

Metti tutti gli ingredienti tranne la pasta, il formaggio vegano e gli ingredienti del ripieno nella pentola a cottura lenta.

Mescolare e coprire.

Cuocere a fuoco alto per 4 ore o a fuoco basso per 7 ore.

Aggiungete la pasta e fate cuocere a fuoco vivace per 18 minuti, o fino a quando la pasta sarà al dente

Aggiungere 1 tazza di formaggio e mescolare.

Cospargere con il rimanente formaggio vegano e gli ingredienti per il condimento

Ceci Con Quinoa

INGREDIENTI

6 peperoni verdi

1 tazza di quinoa cruda, sciacquata

1 lattina (14 once) di ceci, sciacquati e scolati

1 lattina di fagioli borlotti da 14 once

1 tazza e 1/2 di salsa enchilada rossa

2 cucchiai. pasta di pomodoro

1 tazza di basilico

1 C. Condimento italiano

1/2 cucchiaino di aglio in polvere

½ cucchiaino. sale marino

1 tazza e 1/2 di formaggio vegano grattugiato (marca Daiya)

Guarnizione: coriandolo, avocado.

Tagliare i gambi del peperone.
Eliminare le costole e i semi.
Mescolare bene insieme la quinoa, i fagioli, la salsa enchilada, le erbe e 1 tazza di formaggio vegano.

Cospargere ogni peperone con il composto di quinoa e fagioli.

Versare mezza tazza d'acqua nella pentola a cottura lenta.

Metti i peperoni nella pentola a cottura lenta (parzialmente immersi nell'acqua).

Coprire e cuocere a fuoco basso per 6 ore o a fuoco alto per 3 ore.

Scoprire e distribuire il formaggio vegano rimanente sui peperoni e coprire per 4-5 minuti per consentire al formaggio di sciogliersi.

Guarnire con coriandolo e avocado

Bolognese vegana

ingredienti

1 grande cipolla rossa dolce, tritata

2 carote, a dadini

3 gambi di sedano, tagliati a cubetti

12 spicchi d'aglio, tritati finemente

Sale marino

Pepe nero

1 sacchetto da 16 once di lenticchie secche, sciacquate e raccolte

2 lattine (28 once) di pomodori schiacciati

5 tazze di brodo vegetale

1 foglia di alloro

2 cucchiai di basilico essiccato

2 cucchiaini di prezzemolo secco

1 cucchiaino di sale marino grosso

1/2 - 1 cucchiaino di fiocchi di peperoncino tritato

Mescolare bene la cipolla, la carota, il sedano e l'aglio e condire con sale e pepe.

Aggiungi gli ingredienti rimanenti e mescola bene

Cuocere a fuoco basso per 4,5 ore, o fino a quando le lenticchie iniziano ad ammorbidirsi e la salsa si addensa.

Regola il condimento aggiungendo più sale e pepe a piacere.

Ciotola di burrito di riso integrale vegano

ingredienti

1 cipolla rossa, tritata o affettata sottilmente

1 peperone verde (io ho usato giallo), tagliato a dadini

1 peperone rosso dolce, tritato finemente

1 tazza e ½ di fagioli neri, scolati

1 tazza di riso integrale crudo

1 tazza e ½ di pomodori a pezzetti

½ tazza d'acqua

1 cucchiaio di salsa piccante chipotle (o altra salsa piccante preferita)

1 cucchiaino di paprika affumicata

1/2 cucchiaino di cumino macinato

Sale marino

Pepe nero

Guarnire con coriandolo fresco (coriandolo), scalogno a fette, avocado a fette, guacamole, ecc.

Unisci tutti gli ingredienti della ciotola del burrito (senza condimenti) in una pentola a cottura lenta.

Cuocere a fuoco basso per 3 ore o fino a quando il riso sarà tenero.

Servire caldo con coriandolo, cipollotti, avocado e guacamole.

Ciotola di burrito di fagioli bianchi con salsa Chimichurri

ingredienti

1 peperoncino, tagliato a dadini

1 cipolla rossa, tritata

1 peperone rosso dolce, tritato finemente

1 1/2 tazza di fagioli bianchi

1 tazza di riso bianco crudo

1 1/2 tazze di pomodori tritati

1/2 tazza d'acqua

4 cucchiai. salsa chimichurri

1/2 cucchiaino. pepe di Caienna

Sale marino

Pepe nero

Condimenti: coriandolo fresco (coriandolo), scalogno a fette, avocado a fette, guacamole, ecc.

Unisci tutti gli ingredienti della ciotola del burrito (senza condimenti) in una pentola a cottura lenta.

Cuocere a fuoco basso per 3 ore o fino a quando il riso sarà tenero.

Servire caldo con gli ingredienti per la guarnizione.

Ciotola di burrito di ceci con pesto

ingredienti

5 peperoncini jalapeno, tagliati a dadini

1 cipolla rossa, tritata

1 peperone rosso dolce, tritato finemente

1 tazza e ½ di ceci, scolati

1 tazza di riso rosso crudo

1 tazza e ½ di pomodori a pezzetti

½ tazza d'acqua

4 cucchiai. Pesto

1 C. Condimento italiano

Sale marino

Pepe nero

Condimenti: coriandolo fresco (coriandolo), scalogno a fette, avocado a fette, guacamole, ecc.

Unisci tutti gli ingredienti della ciotola del burrito (senza condimenti) in una pentola a cottura lenta.

Cuocere a fuoco basso per 3 ore o fino a quando il riso sarà tenero.

Servire caldo con gli ingredienti per la guarnizione.

Ciotola di burrito di riso nero con chorizo vegano

ingredienti

5 peperoni serrano, tagliati a dadini

1 cipolla rossa, tritata

1 peperone rosso dolce, tritato finemente

1 1/2 tazza di fagioli bianchi, scolati

1 tazza di riso nero crudo

1 1/2 tazze di pomodori tritati

1/2 tazza d'acqua

1/4 tazza di chorizo vegano, tritato grossolanamente

1 tazza di timo secco

Sale marino

Pepe nero

Condimenti: coriandolo fresco (coriandolo), scalogno a fette, avocado a fette, guacamole, ecc.

Unisci tutti gli ingredienti della ciotola del burrito (senza condimenti) in una pentola a cottura lenta.

Cuocere a fuoco basso per 3 ore o fino a quando il riso sarà tenero.

Servire caldo con gli ingredienti per la guarnizione.

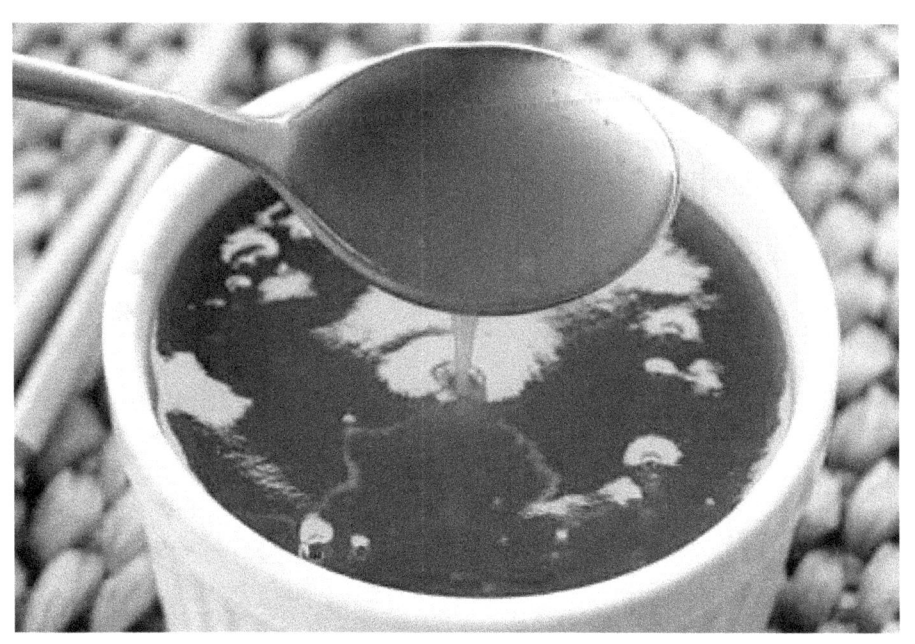

Ciotola di burrito francese

ingredienti

1 pepe di Anaheim, tagliato a dadini

1 cipolla rossa, tritata

1 peperone rosso dolce, tritato finemente

1 1/2 tazza di fagioli bianchi

1 tazza di riso bianco crudo

1 1/2 tazze di pomodori tritati

1/2 tazza d'acqua

4 cucchiai. crema di formaggio vegana, tagliata a fettine sottili

1 C. Erbe di Provenza

Sale marino

Pepe nero

Condimenti: coriandolo fresco (coriandolo), scalogno a fette, avocado a fette, guacamole, ecc.

Unisci tutti gli ingredienti della ciotola del burrito (senza condimenti) in una pentola a cottura lenta.

Cuocere a fuoco basso per 3 ore o fino a quando il riso sarà tenero.

Servire caldo con gli ingredienti per la guarnizione.

Ciotola di burrito con chipotle

ingredienti

5 peperoni serrano, tagliati a dadini

1 cipolla rossa, tritata

1 peperone rosso dolce, tritato finemente

1 1/2 tazza di fagioli bianchi, scolati

1 tazza di riso nero crudo

1 1/2 tazze di pomodori tritati

1/2 tazza d'acqua

1 cucchiaio di salsa piccante chipotle (o altra salsa piccante preferita)

1 cucchiaino di paprika affumicata

1/2 cucchiaino di cumino macinato

Sale marino

Pepe nero

Condimenti: coriandolo fresco (coriandolo), scalogno a fette, avocado a fette, guacamole, ecc.

Unisci tutti gli ingredienti della ciotola del burrito (senza condimenti) in una pentola a cottura lenta.

Cuocere a fuoco basso per 3 ore o fino a quando il riso sarà tenero.

Servire caldo con gli ingredienti per la guarnizione.

Ciotola di burrito di riso integrale italiano

ingredienti

5 peperoncini jalapeno, tagliati a dadini

1 cipolla rossa, tritata

1 peperone rosso dolce, tritato finemente

1 tazza e ½ di fagioli neri, scolati

1 tazza di riso integrale crudo

1 tazza e ½ di pomodori a pezzetti

½ tazza d'acqua

4 cucchiai. Pesto

1 C. Condimento italiano

Sale marino

Pepe nero

Condimenti: coriandolo fresco (coriandolo), scalogno a fette, avocado a fette, guacamole, ecc.

Unisci tutti gli ingredienti della ciotola del burrito (senza condimenti) in una pentola a cottura lenta.

Cuocere a fuoco basso per 3 ore o fino a quando il riso sarà tenero.

Servire caldo con gli ingredienti per la guarnizione.

Burrito Bowl con riso rosso e ceci

ingredienti

1 pepe di Anaheim, tagliato a dadini

1 cipolla rossa, tritata

1 peperone rosso dolce, tritato finemente

1 tazza e ½ di ceci, scolati

1 tazza di riso rosso crudo

1 tazza e ½ di pomodori a pezzetti

½ tazza d'acqua

4 cucchiai. salsa chimichurri

1/2 cucchiaino. pepe di Caienna

Sale marino

Pepe nero

Condimenti: coriandolo fresco (coriandolo), scalogno a fette, avocado a fette, guacamole, ecc.

Unisci tutti gli ingredienti della ciotola del burrito (senza condimenti) in una pentola a cottura lenta.

Cuocere a fuoco basso per 3 ore o fino a quando il riso sarà tenero.

Servire caldo con gli ingredienti per la guarnizione.

Burrito Bowl con riso nero e fagioli marinati

ingredienti

1 cipolla rossa, tritata o affettata sottilmente

1 peperone verde (io ho usato giallo), tagliato a dadini

1 peperone rosso dolce, tritato finemente

1 1/2 tazza di fagioli bianchi, scolati

1 tazza di riso nero crudo

1 1/2 tazze di pomodori tritati

1/2 tazza d'acqua

4 cucchiai. crema di formaggio vegana, tagliata a fettine sottili

1 C. Erbe di Provenza

Sale marino

Pepe nero

Condimenti: coriandolo fresco (coriandolo), scalogno a fette, avocado a fette, guacamole, ecc.

Unisci tutti gli ingredienti della ciotola del burrito (senza condimenti) in una pentola a cottura lenta.

Cuocere a fuoco basso per 3 ore o fino a quando il riso sarà tenero.

Servire caldo con gli ingredienti per la guarnizione.

Ciotola di burrito con fagioli bianchi affumicati

ingredienti

1 cipolla rossa, tritata o affettata sottilmente

1 peperone verde (io ho usato giallo), tagliato a dadini

1 peperone rosso dolce, tritato finemente

1 1/2 tazza di fagioli bianchi

1 tazza di riso bianco crudo

1 1/2 tazze di pomodori tritati

1/2 tazza d'acqua

1 cucchiaio di salsa piccante chipotle (o altra salsa piccante preferita)

1 cucchiaino di paprika affumicata

1/2 cucchiaino di cumino macinato

Sale marino

Pepe nero

Condimenti: coriandolo fresco (coriandolo), scalogno a fette, avocado a fette, guacamole, ecc.

Unisci tutti gli ingredienti della ciotola del burrito (senza condimenti) in una pentola a cottura lenta.

Cuocere a fuoco basso per 3 ore o fino a quando il riso sarà tenero.

Servire caldo con gli ingredienti per la guarnizione.

Ciotola di burrito di riso integrale con peperoni serrano

ingredienti

5 Serrano, tagliato a cubetti

1 cipolla rossa, tritata

1 peperone rosso dolce, tritato finemente

1 tazza e ½ di fagioli neri, scolati

1 tazza di riso integrale crudo

1 tazza e ½ di pomodori a pezzetti

½ tazza d'acqua

4 cucchiai. crema di formaggio vegana, tagliata a fettine sottili

1 C. Erbe di Provenza

Sale marino

Pepe nero

Condimenti: coriandolo fresco (coriandolo), scalogno a fette, avocado a fette, guacamole, ecc.

Unisci tutti gli ingredienti della ciotola del burrito (senza condimenti) in una pentola a cottura lenta.

Cuocere a fuoco basso per 3 ore o fino a quando il riso sarà tenero.

Servire caldo con gli ingredienti per la guarnizione.

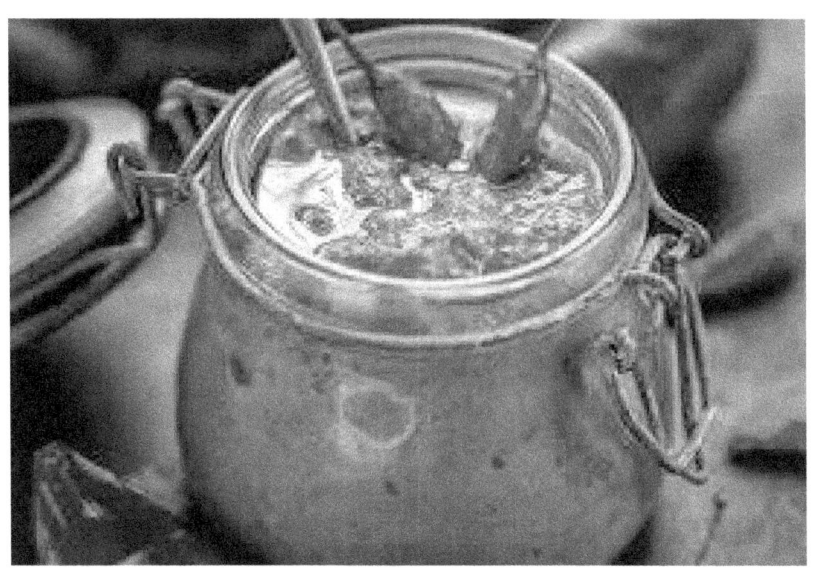

Riso Rosso Con Salsa Chimichurri

ingredienti

1 peperone poblano, tagliato a dadini

1 cipolla rossa, tritata

1 peperone rosso dolce, tritato finemente

1 tazza e ½ di ceci, scolati

1 tazza di riso rosso crudo

1 tazza e ½ di pomodori a pezzetti

½ tazza d'acqua

4 cucchiai. salsa chimichurri

1/2 cucchiaino. pepe di Caienna

Sale marino

Pepe nero

Condimenti: coriandolo fresco (coriandolo), scalogno a fette, avocado a fette, guacamole, ecc.

Unisci tutti gli ingredienti della ciotola del burrito (senza condimenti) in una pentola a cottura lenta.

Cuocere a fuoco basso per 3 ore o fino a quando il riso sarà tenero.

Servire caldo con gli ingredienti per la guarnizione.

Riso nero con pesto e peperoni di Anaheim

ingredienti

1 pepe di Anaheim, tagliato a dadini

1 cipolla rossa, tritata

1 peperone rosso dolce, tritato finemente

1 1/2 tazza di fagioli bianchi, scolati

1 tazza di riso nero crudo

1 1/2 tazze di pomodori tritati

1/2 tazza d'acqua

4 cucchiai. Pesto

1 C. Condimento italiano

Sale marino

Pepe nero

Condimenti: coriandolo fresco (coriandolo), scalogno a fette, avocado a fette, guacamole, ecc.

Unisci tutti gli ingredienti della ciotola del burrito (senza condimenti) in una pentola a cottura lenta.

Cuocere a fuoco basso per 3 ore o fino a quando il riso sarà tenero.

Servire caldo con gli ingredienti per la guarnizione.

Burrito vegano con fagioli bianchi e chorizo

ingredienti

1 peperoncino, tagliato a dadini

1 cipolla rossa, tritata

1 peperone rosso dolce, tritato finemente

1 1/2 tazza di fagioli bianchi

1 tazza di riso bianco crudo

1 1/2 tazze di pomodori tritati

1/2 tazza d'acqua

1/4 tazza di chorizo vegano, tritato grossolanamente

1 tazza di timo secco

Sale marino

Pepe nero

Condimenti: coriandolo fresco (coriandolo), scalogno a fette, avocado a fette, guacamole, ecc.

Unisci tutti gli ingredienti della ciotola del burrito (senza condimenti) in una pentola a cottura lenta.

Cuocere a fuoco basso per 3 ore o fino a quando il riso sarà tenero.

Servire caldo con gli ingredienti per la guarnizione.

Riso Integrale Con Capperi

ingredienti

5 peperoncini jalapeno, tagliati a dadini

1 cipolla rossa, tritata

1 peperone rosso dolce, tritato finemente

1 tazza e ½ di fagioli neri, scolati

1 tazza di riso integrale crudo

1 tazza e ½ di pomodori a pezzetti

½ tazza d'acqua

4 cucchiai. crema di formaggio vegana, tagliata a fettine sottili

¼ tazza di capperi, scolati

Sale marino

Pepe nero

Condimenti: coriandolo fresco (coriandolo), scalogno a fette, avocado a fette, guacamole, ecc.

Unisci tutti gli ingredienti della ciotola del burrito (senza condimenti) in una pentola a cottura lenta.

Cuocere a fuoco basso per 3 ore o fino a quando il riso sarà tenero.

Servire caldo con gli ingredienti per la guarnizione.

Riso Rosso Con Capperi

ingredienti

5 peperoni serrano, tagliati a dadini

1 cipolla rossa, tritata

1 peperone rosso dolce, tritato finemente

¼ tazza di capperi, scolati

1 tazza di riso rosso crudo

1 tazza e ½ di pomodori a pezzetti

½ tazza d'acqua

4 cucchiai. salsa chimichurri

1/2 cucchiaino. pepe di Caienna

Sale marino

Pepe nero

Condimenti: coriandolo fresco (coriandolo), scalogno a fette, avocado a fette, guacamole, ecc.

Unisci tutti gli ingredienti della ciotola del burrito (senza condimenti) in una pentola a cottura lenta.

Cuocere a fuoco basso per 3 ore o fino a quando il riso sarà tenero.

Servire caldo con gli ingredienti per la guarnizione.

Riso nero con olive

ingredienti

1 peperoncino, tagliato a dadini

1 cipolla rossa, tritata

1 peperone rosso dolce, tritato finemente

¼ tazza di capperi, scolati

¼ tazza di olive, sgocciolate

1 tazza di riso nero crudo

1 1/2 tazze di pomodori tritati

1/2 tazza d'acqua

1 cucchiaio di salsa piccante chipotle (o altra salsa piccante preferita)

1 cucchiaino di paprika affumicata

1/2 cucchiaino di cumino macinato

Sale marino

Pepe nero

Condimenti: coriandolo fresco (coriandolo), scalogno a fette, avocado a fette, guacamole, ecc.

Unisci tutti gli ingredienti della ciotola del burrito (senza condimenti) in una pentola a cottura lenta.

Cuocere a fuoco basso per 3 ore o fino a quando il riso sarà tenero.

Servire caldo con gli ingredienti per la guarnizione.

chili di fagioli neri

INGREDIENTI

1 cipolla rossa, tritata

6 spicchi d'aglio, tritati finemente

1 gambo di sedano, tritato finemente

2 peperoni, affettati

1 lattina da 15 once di pomodori a cubetti

4 tazze di brodo vegetale

1 lattina d'acqua (io uso la lattina di pomodori a cubetti per assorbire il sapore rimasto)

1 tazza di lenticchie secche

1 lattina da 15 once di fagioli neri

2 cucchiai di peperoncino in polvere

2 cucchiaini di cumino

1 cucchiaio di origano

1/2 tazza di quinoa cruda

1/4 cucchiaino di sale marino

Metti tutti gli ingredienti nella pentola a cottura lenta.

Cuocere per 8 ore a bassa temperatura o 4 ore ad alta temperatura.

Servire con condimenti come formaggio vegano grattugiato, avocado, cipolle verdi e coriandolo

Peperoncino piccante di fagioli bianchi

INGREDIENTI

1 cipolla rossa, tritata

1 cipolla bianca, tritata

8 spicchi d'aglio, tritati finemente

1 tazza di scalogno tritato finemente

1 lattina da 15 once di pomodori a cubetti

4 tazze di brodo vegetale

1 lattina d'acqua (io uso la lattina di pomodori a cubetti per assorbire il sapore rimasto)

8 once di fagioli bianchi secchi

1 lattina da 15 once di fagioli neri

2 cucchiai di semi di annatto

2 cucchiaini di cumino

1 tazza di pepe di cayenna

1/2 tazza di riso integrale crudo

1/4 cucchiaino di sale marino

Metti tutti gli ingredienti nella pentola a cottura lenta.

Cuocere per 8 ore a bassa temperatura o 4 ore ad alta temperatura.

Servire con condimenti come formaggio vegano grattugiato, avocado, cipolle verdi e coriandolo

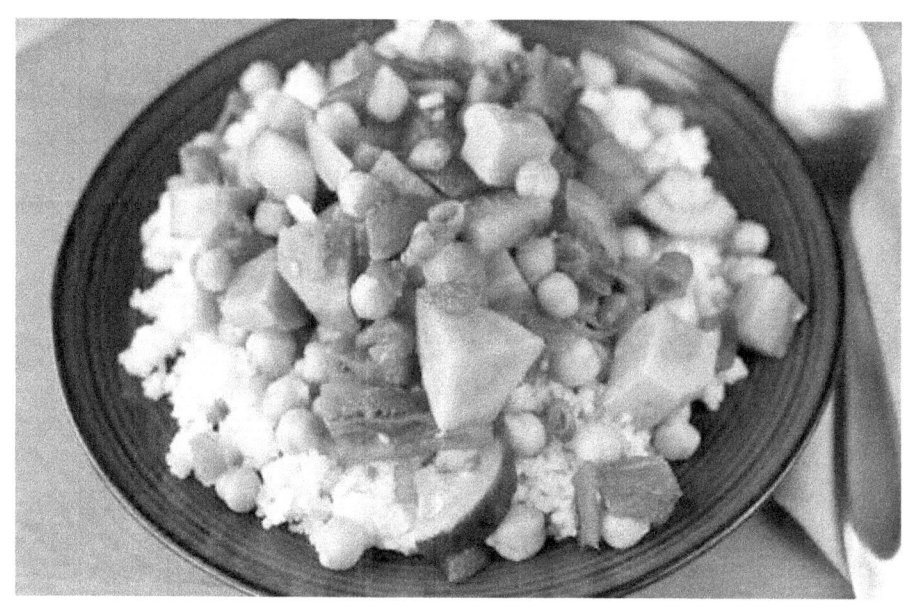

Pesto Piccante Di Peperoncini

INGREDIENTI

1 cipolla rossa, tritata

2 cipolle rosse

7 spicchi d'aglio

1 peperoncino d'acciuga, tritato finemente

1 cucchiaio. succo di lime

4 tazze di brodo vegetale

1 lattina d'acqua (io uso la lattina di pomodori a cubetti per assorbire il sapore rimasto)

8 once di rene essiccato

1 lattina da 15 once di fagioli neri

3 cucchiai di pesto

1 cucchiaino di basilico secco, tritato grossolanamente

1 tazza di erbe aromatiche italiane essiccate

1/2 tazza di riso crudo

1/4 cucchiaino di sale marino

Metti tutti gli ingredienti nella pentola a cottura lenta.

Cuocere per 8 ore a bassa temperatura o 4 ore ad alta temperatura.

Servire con condimenti come formaggio vegano grattugiato, avocado, cipolle verdi e coriandolo

Peperoncino con fagioli verdi e fagioli neri

INGREDIENTI

2 cipolle rosse, tritate

7 spicchi d'aglio, tritati

8 peperoni jalapeno, tritati finemente

1 cucchiaio. succo di limone

4 tazze di brodo vegetale

1 lattina d'acqua (io uso la lattina di pomodori a cubetti per assorbire il sapore rimasto)

8 once di fagioli mung secchi

1 lattina da 15 once di fagioli neri

2 cucchiai di aglio, tritato

2 cucchiaini di peperoncino in polvere

1 cucchiaio di pasta di aglio e peperoncino tailandese

1/2 tazza di riso nero crudo

1/4 cucchiaino di sale marino

Metti tutti gli ingredienti nella pentola a cottura lenta.

Cuocere per 8 ore a bassa temperatura o 4 ore ad alta temperatura.

Servire con condimenti come formaggio vegano grattugiato, avocado, cipolle verdi e coriandolo

Fagioli neri e lenticchie cotti lentamente

INGREDIENTI

2 cipolle rosse, tritate

7 spicchi d'aglio, tritati

1 tazza di cipolle verdi, tritate

1 cucchiaio. succo di limone

4 tazze di brodo vegetale

1 lattina d'acqua (io uso la lattina di pomodori a cubetti per assorbire il sapore rimasto)

8 once di lenticchie secche

1 lattina da 15 once di fagioli neri

2 cucchiai di aglio in polvere

2 cucchiaini di cipolla in polvere

1 cucchiaio di erbe provenzali

1/2 tazza di riso rosso crudo

1/4 cucchiaino di sale marino

Metti tutti gli ingredienti nella pentola a cottura lenta.

Cuocere per 8 ore a bassa temperatura o 4 ore ad alta temperatura.

Servire con condimenti come formaggio vegano grattugiato, avocado, cipolle verdi e coriandolo

Fagioli bianchi e neri affumicati a cottura lenta

INGREDIENTI

1 cipolla rossa, tritata

1 cipolla bianca, tritata

8 spicchi d'aglio, tritati finemente

1 tazza di scalogno tritato finemente

1 lattina da 15 once di pomodori a cubetti

4 tazze di brodo vegetale

1 lattina d'acqua (io uso la lattina di pomodori a cubetti per assorbire il sapore rimasto)

8 once di fagioli bianchi secchi

1 lattina da 15 once di fagioli neri

2 cucchiai di semi di annatto

2 cucchiaini di cumino

1 tazza di pepe di cayenna

1/2 tazza di riso integrale crudo

1/4 cucchiaino di sale marino

Metti tutti gli ingredienti nella pentola a cottura lenta.

Cuocere per 8 ore a bassa temperatura o 4 ore ad alta temperatura.

Servire con condimenti come formaggio vegano grattugiato, avocado, cipolle verdi e coriandolo

Fagioli mung tailandesi cotti lentamente

INGREDIENTI

2 cipolle rosse, tritate

7 spicchi d'aglio, tritati

8 peperoni jalapeno, tritati finemente

1 cucchiaio. succo di limone

4 tazze di brodo vegetale

1 lattina d'acqua (io uso la lattina di pomodori a cubetti per assorbire il sapore rimasto)

8 once di fagioli mung secchi

1 lattina da 15 once di fagioli neri

2 cucchiai di aglio, tritato

2 cucchiaini di peperoncino in polvere

1 cucchiaio di pasta di aglio e peperoncino tailandese

1/2 tazza di riso nero crudo

1/4 cucchiaino di sale marino

Metti tutti gli ingredienti nella pentola a cottura lenta.

Cuocere per 8 ore a bassa temperatura o 4 ore ad alta temperatura.

Servire con condimenti come formaggio vegano grattugiato, avocado, cipolle verdi e coriandolo

Salsa al pesto di fagioli a cottura lenta

INGREDIENTI

1 cipolla rossa, tritata

2 cipolle rosse

7 spicchi d'aglio

1 peperoncino d'acciuga, tritato finemente

1 cucchiaio. succo di lime

4 tazze di brodo vegetale

1 lattina d'acqua (io uso la lattina di pomodori a cubetti per assorbire il sapore rimasto)

8 once di rene essiccato

1 lattina da 15 once di fagioli neri

3 cucchiai di pesto

1 cucchiaino di basilico secco, tritato grossolanamente

1 tazza di erbe aromatiche italiane essiccate

1/2 tazza di riso crudo

1/4 cucchiaino di sale marino

Metti tutti gli ingredienti nella pentola a cottura lenta.

Cuocere per 8 ore a bassa temperatura o 4 ore ad alta temperatura.

Servire con condimenti come formaggio vegano grattugiato, avocado, cipolle verdi e coriandolo

Lenticchie e peperoni

INGREDIENTI

1 cipolla rossa, tritata

6 spicchi d'aglio, tritati finemente

1 gambo di sedano, tritato finemente

2 peperoni, affettati

1 lattina da 15 once di pomodori a cubetti

4 tazze di brodo vegetale

1 lattina d'acqua (io uso la lattina di pomodori a cubetti per assorbire il sapore rimasto)

1 tazza di lenticchie secche

1 lattina da 15 once di fagioli neri

2 cucchiai di peperoncino in polvere

2 cucchiaini di cumino

1 cucchiaio di origano

1/2 tazza di quinoa cruda

1/4 cucchiaino di sale marino

Metti tutti gli ingredienti nella pentola a cottura lenta.

Cuocere per 8 ore a bassa temperatura o 4 ore ad alta temperatura.

Servire con condimenti come formaggio vegano grattugiato, avocado, cipolle verdi e coriandolo

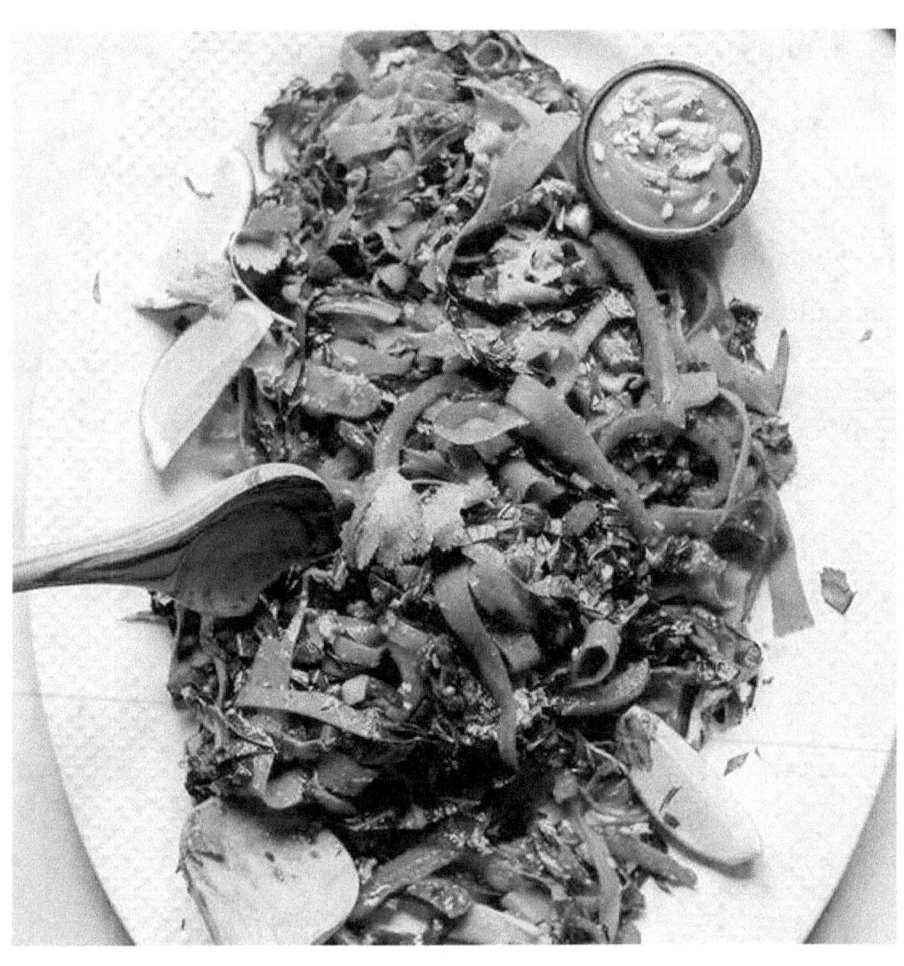

Fagioli neri e pomodori tailandesi

INGREDIENTI

1 cipolla rossa, tritata

1 cipolla bianca, tritata

8 spicchi d'aglio, tritati finemente

1 tazza di scalogno tritato finemente

1 lattina da 15 once di pomodori a cubetti

4 tazze di brodo vegetale

1 lattina d'acqua (io uso la lattina di pomodori a cubetti per assorbire il sapore rimasto)

8 once di fagioli mung secchi

1 lattina da 15 once di fagioli neri

2 cucchiai di aglio, tritato

2 cucchiaini di peperoncino in polvere

1 cucchiaio di pasta di aglio e peperoncino tailandese

1/2 tazza di riso nero crudo

1/4 cucchiaino di sale marino

Metti tutti gli ingredienti nella pentola a cottura lenta.

Cuocere per 8 ore a bassa temperatura o 4 ore ad alta temperatura.

Servire con condimenti come formaggio vegano grattugiato, avocado, cipolle verdi e coriandolo

Fagioli bianchi e neri piccanti e speziati

INGREDIENTI

2 cipolle rosse, tritate

7 spicchi d'aglio, tritati

8 peperoni jalapeno, tritati finemente

1 cucchiaio. succo di limone

4 tazze di brodo vegetale

1 lattina d'acqua (io uso la lattina di pomodori a cubetti per assorbire il sapore rimasto)

8 once di fagioli bianchi secchi

1 lattina da 15 once di fagioli neri

2 cucchiai di semi di annatto

2 cucchiaini di cumino

1 tazza di pepe di cayenna

1/2 tazza di riso integrale crudo

1/4 cucchiaino di sale marino

Metti tutti gli ingredienti nella pentola a cottura lenta.

Cuocere per 8 ore a bassa temperatura o 4 ore ad alta temperatura.

Servire con condimenti come formaggio vegano grattugiato, avocado, cipolle verdi e coriandolo

Lenticchie francesi e fagioli neri con riso rosso

INGREDIENTI

2 cipolle rosse, tritate

7 spicchi d'aglio, tritati

1 tazza di cipolle verdi, tritate

1 cucchiaio. succo di limone

1 lattina da 15 once di pomodori a cubetti

4 tazze di brodo vegetale

1 lattina d'acqua (io uso la lattina di pomodori a cubetti per assorbire il sapore rimasto)

8 once di lenticchie secche

1 lattina da 15 once di fagioli neri

2 cucchiai di aglio in polvere

2 cucchiaini di cipolla in polvere

1 cucchiaio di erbe provenzali

1/2 tazza di riso rosso crudo

1/4 cucchiaino di sale marino

Metti tutti gli ingredienti nella pentola a cottura lenta.

Cuocere per 8 ore a bassa temperatura o 4 ore ad alta temperatura.

Servire con condimenti come formaggio vegano grattugiato, avocado, cipolle verdi e coriandolo

Fagioli Secchi e Quinoa al Pesto

INGREDIENTI

1 cipolla rossa, tritata

2 cipolle rosse

7 spicchi d'aglio

1 peperoncino d'acciuga, tritato finemente

1 cucchiaio. succo di lime

4 tazze di brodo vegetale

1 lattina d'acqua (io uso la lattina di pomodori a cubetti per assorbire il sapore rimasto)

8 once di fagioli secchi

1 lattina da 15 once di fagioli neri

3 cucchiai di pesto

1 cucchiaino di basilico secco, tritato grossolanamente

1 tazza di erbe aromatiche italiane essiccate

1/2 tazza di quinoa cruda

1/4 cucchiaino di sale marino

Metti tutti gli ingredienti nella pentola a cottura lenta.

Cuocere per 8 ore a bassa temperatura o 4 ore ad alta temperatura.

Servire con condimenti come formaggio vegano grattugiato, avocado, cipolle verdi e coriandolo

Riso nero piccante tailandese

INGREDIENTI

1 cipolla rossa, tritata

6 spicchi d'aglio, tritati finemente

1 gambo di sedano, tritato finemente

2 peperoni, affettati

1 lattina da 15 once di pomodori a cubetti

4 tazze di brodo vegetale

1 lattina d'acqua (io uso la lattina di pomodori a cubetti per assorbire il sapore rimasto)

8 once di fagioli mung secchi

1 lattina da 15 once di fagioli neri

2 cucchiai di aglio, tritato

2 cucchiaini di peperoncino in polvere

1 cucchiaio di pasta di aglio e peperoncino tailandese

1/2 tazza di riso nero crudo

1/4 cucchiaino di sale marino

Metti tutti gli ingredienti nella pentola a cottura lenta.

Cuocere per 8 ore a bassa temperatura o 4 ore ad alta temperatura.

Servire con condimenti come formaggio vegano grattugiato, avocado, cipolle verdi e coriandolo

Quinoa e fagioli neri speziati e speziati

INGREDIENTI

2 cipolle rosse, tritate

7 spicchi d'aglio, tritati

8 peperoni jalapeno, tritati finemente

1 cucchiaio. succo di limone

4 tazze di brodo vegetale

1 lattina d'acqua (io uso la lattina di pomodori a cubetti per assorbire il sapore rimasto)

1 tazza di lenticchie secche

1 lattina da 15 once di fagioli neri

2 cucchiai di peperoncino in polvere

2 cucchiaini di cumino

1 cucchiaio di origano

1/2 tazza di quinoa cruda

1/4 cucchiaino di sale marino

Metti tutti gli ingredienti nella pentola a cottura lenta.

Cuocere per 8 ore a bassa temperatura o 4 ore ad alta temperatura.

Servire con condimenti come formaggio vegano grattugiato, avocado, cipolle verdi e coriandolo

Riso integrale e fagioli bianchi

INGREDIENTI

1 cipolla rossa, tritata

6 spicchi d'aglio, tritati finemente

1 gambo di sedano, tritato finemente

2 peperoni, affettati

1 lattina da 15 once di pomodori a cubetti

4 tazze di brodo vegetale

1 lattina d'acqua (io uso la lattina di pomodori a cubetti per assorbire il sapore rimasto)

8 once di fagioli bianchi secchi

1 lattina da 15 once di fagioli neri

2 cucchiai di semi di annatto

2 cucchiaini di cumino

1 tazza di pepe di cayenna

1/2 tazza di riso integrale crudo

1/4 cucchiaino di sale marino

Metti tutti gli ingredienti nella pentola a cottura lenta.

Cuocere per 8 ore a bassa temperatura o 4 ore ad alta temperatura.

Servire con condimenti come formaggio vegano grattugiato, avocado, cipolle verdi e coriandolo

Riso nero con fagioli neri

INGREDIENTI

2 cipolle rosse, tritate

7 spicchi d'aglio, tritati

1 tazza di cipolle verdi, tritate

1 cucchiaio. succo di limone

1 lattina da 15 once di pomodori a cubetti

4 tazze di brodo vegetale

1 lattina d'acqua (io uso la lattina di pomodori a cubetti per assorbire il sapore rimasto)

8 once di fagioli mung secchi

1 lattina da 15 once di fagioli neri

2 cucchiai di aglio, tritato

2 cucchiaini di peperoncino in polvere

1 cucchiaio di pasta di aglio e peperoncino tailandese

1/2 tazza di riso nero crudo

1/4 cucchiaino di sale marino

Metti tutti gli ingredienti nella pentola a cottura lenta.

Cuocere per 8 ore a bassa temperatura o 4 ore ad alta temperatura.

Servire con condimenti come formaggio vegano grattugiato, avocado, cipolle verdi e coriandolo

Fagioli neri e fagioli rossi

INGREDIENTI

2 cipolle rosse

7 spicchi d'aglio

1 peperoncino d'acciuga, tritato finemente

1 cucchiaio. succo di lime

4 tazze di brodo vegetale

1 lattina d'acqua (io uso la lattina di pomodori a cubetti per assorbire il sapore rimasto)

8 once di fagioli secchi

1 lattina da 15 once di fagioli neri

3 cucchiai di pesto

1 cucchiaino di basilico secco, tritato grossolanamente

1 tazza di erbe aromatiche italiane essiccate

1/2 tazza di riso crudo

1/4 cucchiaino di sale marino

Metti tutti gli ingredienti nella pentola a cottura lenta.

Cuocere per 8 ore a bassa temperatura o 4 ore ad alta temperatura.

Servire con condimenti come formaggio vegano grattugiato, avocado, cipolle verdi e coriandolo

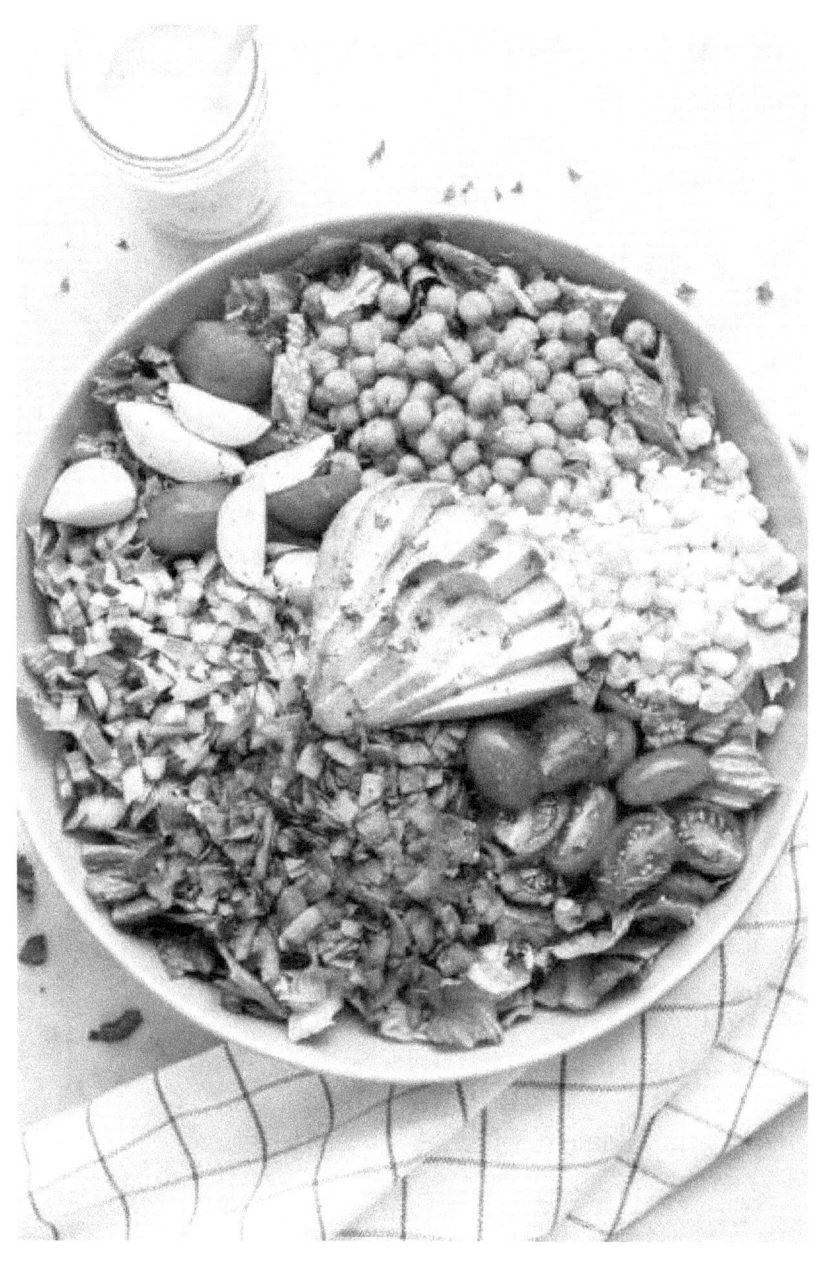

Riso Rosso e Fagioli Neri con Pepe Jalapeno

INGREDIENTI

2 cipolle rosse, tritate

7 spicchi d'aglio, tritati

8 peperoni jalapeno, tritati finemente

1 cucchiaio. succo di limone

4 tazze di brodo vegetale

1 lattina d'acqua (io uso la lattina di pomodori a cubetti per assorbire il sapore rimasto)

8 once di lenticchie secche

1 lattina da 15 once di fagioli neri

2 cucchiai di aglio in polvere

2 cucchiaini di cipolla in polvere

1 cucchiaio di erbe provenzali

1/2 tazza di riso rosso crudo

1/4 cucchiaino di sale marino

Metti tutti gli ingredienti nella pentola a cottura lenta.

Cuocere per 8 ore a bassa temperatura o 4 ore ad alta temperatura.

Servire con condimenti come formaggio vegano grattugiato, avocado, cipolle verdi e coriandolo

Quinoa affumicata e lenticchie

INGREDIENTI

1 cipolla rossa, tritata

1 cipolla bianca, tritata

8 spicchi d'aglio, tritati finemente

1 tazza di scalogno tritato finemente

1 lattina da 15 once di pomodori a cubetti

4 tazze di brodo vegetale

1 lattina d'acqua (io uso la lattina di pomodori a cubetti per assorbire il sapore rimasto)

1 tazza di lenticchie secche

1 lattina da 15 once di fagioli neri

2 cucchiai di peperoncino in polvere

2 cucchiaini di cumino

1 cucchiaio di origano

1/2 tazza di quinoa cruda

1/4 cucchiaino di sale marino

Metti tutti gli ingredienti nella pentola a cottura lenta.

Cuocere per 8 ore a bassa temperatura o 4 ore ad alta temperatura.

Servire con condimenti come formaggio vegano grattugiato, avocado, cipolle verdi e coriandolo

Riso integrale piccante

INGREDIENTI

1 cipolla rossa, tritata

6 spicchi d'aglio, tritati finemente

1 gambo di sedano, tritato finemente

2 peperoni, affettati

1 lattina da 15 once di pomodori a cubetti

4 tazze di brodo vegetale

1 lattina d'acqua (io uso la lattina di pomodori a cubetti per assorbire il sapore rimasto)

8 once di fagioli bianchi secchi

1 lattina da 15 once di fagioli neri

2 cucchiai di semi di annatto

2 cucchiaini di cumino

1 tazza di pepe di cayenna

1/2 tazza di riso integrale crudo

1/4 cucchiaino di sale marino

Metti tutti gli ingredienti nella pentola a cottura lenta.

Cuocere per 8 ore a bassa temperatura o 4 ore ad alta temperatura.

Servire con condimenti come formaggio vegano grattugiato, avocado, cipolle verdi e coriandolo

Riso nero con peperoni jalapeño

INGREDIENTI

2 cipolle rosse, tritate

7 spicchi d'aglio, tritati

8 peperoni jalapeno, tritati finemente

1 cucchiaio. succo di limone

4 tazze di brodo vegetale

1 lattina d'acqua (io uso la lattina di pomodori a cubetti per assorbire il sapore rimasto)

8 once di fagioli mung secchi

1 lattina da 15 once di fagioli neri

2 cucchiai di aglio, tritato

2 cucchiaini di peperoncino in polvere

1 cucchiaio di pasta di aglio e peperoncino tailandese

1/2 tazza di riso nero crudo

1/4 cucchiaino di sale marino

Metti tutti gli ingredienti nella pentola a cottura lenta.

Cuocere per 8 ore a bassa temperatura o 4 ore ad alta temperatura.

Servire con condimenti come formaggio vegano grattugiato, avocado, cipolle verdi e coriandolo

Fagioli neri e rognoni al pesto

INGREDIENTI

2 cipolle rosse

7 spicchi d'aglio

1 peperoncino d'acciuga, tritato finemente

1 cucchiaio. succo di lime

4 tazze di brodo vegetale

1 lattina d'acqua (io uso la lattina di pomodori a cubetti per assorbire il sapore rimasto)

8 once di rene essiccato

1 lattina da 15 once di fagioli neri

3 cucchiai di pesto

1 cucchiaino di basilico secco, tritato grossolanamente

1 tazza di erbe aromatiche italiane essiccate

1/2 tazza di riso crudo

1/4 cucchiaino di sale marino

Metti tutti gli ingredienti nella pentola a cottura lenta.

Cuocere per 8 ore a bassa temperatura o 4 ore ad alta temperatura.

Servire con condimenti come formaggio vegano grattugiato, avocado, cipolle verdi e coriandolo

Riso rosso con fagioli neri e pomodorini

ingredienti

1 cipolla rossa, tritata

6 spicchi d'aglio, tritati finemente

1 gambo di sedano, tritato finemente

2 peperoni, affettati

1 lattina da 15 once di pomodori a cubetti

4 tazze di brodo vegetale

1 lattina d'acqua (io uso la lattina di pomodori a cubetti per assorbire il sapore rimasto)

8 once di lenticchie secche

1 lattina da 15 once di fagioli neri

2 cucchiai di aglio in polvere

2 cucchiaini di cipolla in polvere

1 cucchiaio di erbe provenzali

1/2 tazza di riso rosso crudo

1/4 cucchiaino di sale marino

Metti tutti gli ingredienti nella pentola a cottura lenta.

Cuocere per 8 ore a bassa temperatura o 4 ore ad alta temperatura.

Servire con condimenti come formaggio vegano grattugiato, avocado, cipolle verdi e coriandolo

Quinoa e pomodorini stufati

ingredienti

1 cipolla rossa, tritata

1 cipolla bianca, tritata

8 spicchi d'aglio, tritati finemente

1 tazza di scalogno tritato finemente

1 lattina da 15 once di pomodori a cubetti

4 tazze di brodo vegetale

1 lattina d'acqua (io uso la lattina di pomodori a cubetti per assorbire il sapore rimasto)

1 tazza di lenticchie secche

1 lattina di fagioli marini da 15 once

2 cucchiai di peperoncino in polvere

2 cucchiaini di cumino

1 cucchiaio di origano

1/2 tazza di quinoa cruda

1/4 cucchiaino di sale marino

Metti tutti gli ingredienti nella pentola a cottura lenta.

Cuocere per 8 ore a bassa temperatura o 4 ore ad alta temperatura.

Servire con condimenti come formaggio vegano grattugiato, avocado, cipolle verdi e coriandolo

Riso Integrale Con Pomodori E Pepe Jalapeno

INGREDIENTI

2 cipolle rosse, tritate

7 spicchi d'aglio, tritati

8 peperoni jalapeno, tritati finemente

1 cucchiaio. succo di limone

4 tazze di brodo vegetale

1 lattina d'acqua (io uso la lattina di pomodori a cubetti per assorbire il sapore rimasto)

8 once di fagioli bianchi secchi

1 lattina da 15 once di fagioli neri

2 cucchiai di semi di annatto

2 cucchiaini di cumino

1 tazza di pepe di cayenna

1/2 tazza di riso integrale crudo

1/4 cucchiaino di sale marino

Metti tutti gli ingredienti nella pentola a cottura lenta.

Cuocere per 8 ore a bassa temperatura o 4 ore ad alta temperatura.

Servire con condimenti come formaggio vegano grattugiato, avocado, cipolle verdi e coriandolo

Fagioli neri con salsa chimichurri

INGREDIENTI

2 cipolle rosse

7 spicchi d'aglio

1 peperoncino d'acciuga, tritato finemente

1 cucchiaio. succo di lime

1 lattina da 15 once di pomodori a cubetti

4 tazze di brodo vegetale

1 lattina d'acqua (io uso la lattina di pomodori a cubetti per assorbire il sapore rimasto)

8 once di fagioli mung secchi

1 lattina da 8 once di fagioli neri

2 cucchiai di aglio, tritato

2 cucchiaini di peperoncino in polvere

1 cucchiaio di chimichurri

1/2 tazza di riso nero crudo

1/4 cucchiaino di sale marino

Metti tutti gli ingredienti nella pentola a cottura lenta.

Cuocere per 8 ore a bassa temperatura o 4 ore ad alta temperatura.

Servire con condimenti come formaggio vegano grattugiato, avocado, cipolle verdi e coriandolo

Riso al pesto e fagioli neri

INGREDIENTI

1 cipolla rossa, tritata

6 spicchi d'aglio, tritati finemente

1 gambo di sedano, tritato finemente

2 peperoni, affettati

1 lattina da 15 once di pomodori a cubetti

4 tazze di brodo vegetale

1 lattina d'acqua (io uso la lattina di pomodori a cubetti per assorbire il sapore rimasto)

8 once di rene essiccato

1 lattina da 15 once di fagioli neri

3 cucchiai di pesto

1 cucchiaino di basilico secco, tritato grossolanamente

1 tazza di erbe aromatiche italiane essiccate

1/2 tazza di riso crudo

1/4 cucchiaino di sale marino

Metti tutti gli ingredienti nella pentola a cottura lenta.

Cuocere per 8 ore a bassa temperatura o 4 ore ad alta temperatura.

Servire con condimenti come formaggio vegano grattugiato, avocado, cipolle verdi e coriandolo

Funghi quinoa e jalapeno

INGREDIENTI

2 cipolle rosse, tritate

7 spicchi d'aglio, tritati

8 peperoni jalapeno, tritati finemente

1 cucchiaio. succo di limone

4 tazze di brodo vegetale

1 lattina d'acqua (io uso la lattina di pomodori a cubetti per assorbire il sapore rimasto)

1 tazza di lenticchie secche

1 lattina di funghi da 15 once

2 cucchiai di peperoncino in polvere

2 cucchiaini di cumino

1 cucchiaio di origano

1/2 tazza di quinoa cruda

1/4 cucchiaino di sale marino

Metti tutti gli ingredienti nella pentola a cottura lenta.

Cuocere per 8 ore a bassa temperatura o 4 ore ad alta temperatura.

Servire con condimenti come formaggio vegano grattugiato, avocado, cipolle verdi e coriandolo

Riso Rosso Con Crimini E Funghi

INGREDIENTI

2 cipolle rosse, tritate

7 spicchi d'aglio, tritati

1 tazza di cipolle verdi, tritate

1 cucchiaio. succo di limone

4 tazze di brodo vegetale

1 lattina d'acqua (io uso la lattina di pomodori a cubetti per assorbire il sapore rimasto)

1 tazza di funghi crimini

1 tazza di funghi

2 cucchiai di aglio in polvere

2 cucchiaini di cipolla in polvere

1 cucchiaio di erbe provenzali

1/2 tazza di riso rosso crudo

1/4 cucchiaino di sale marino

Metti tutti gli ingredienti nella pentola a cottura lenta.

Cuocere per 8 ore a bassa temperatura o 4 ore ad alta temperatura.

Servire con condimenti come formaggio vegano grattugiato, avocado, cipolle verdi e coriandolo

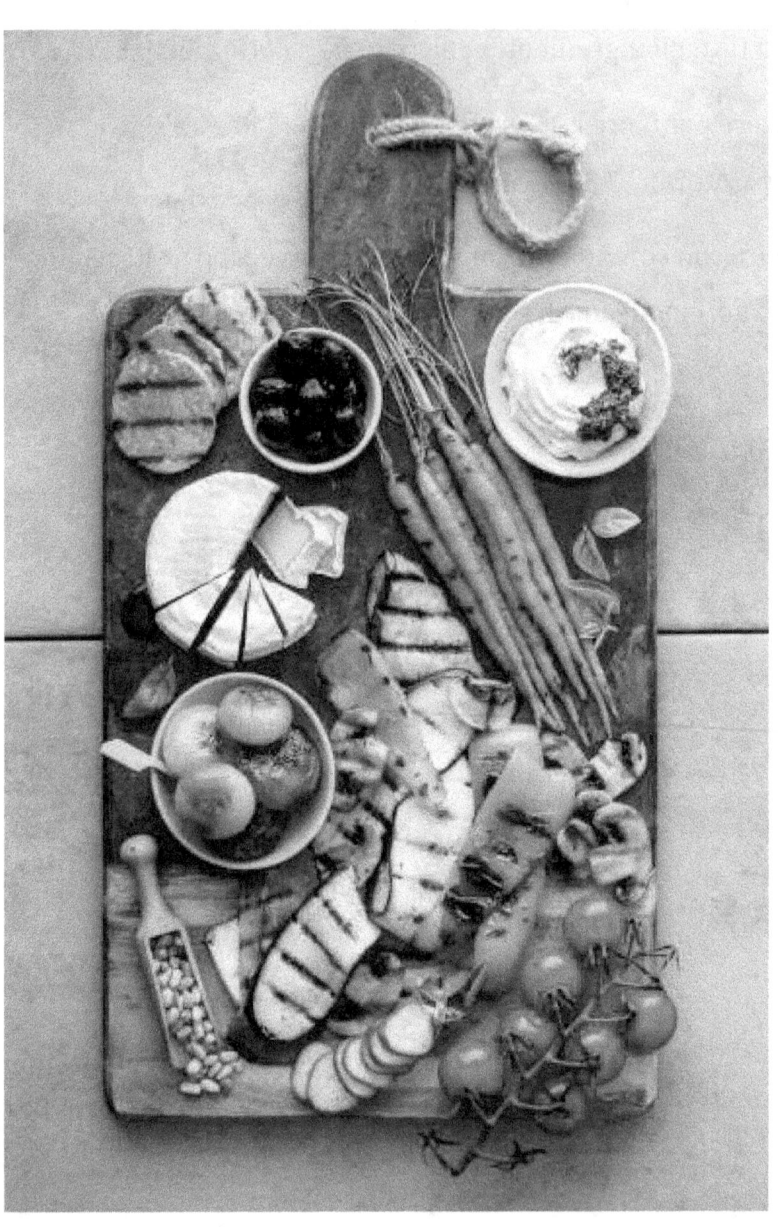

Riso Integrale Con Funghi Crimini E Peperoncino Ancho

INGREDIENTI

2 cipolle rosse

7 spicchi d'aglio

1 peperoncino d'acciuga, tritato finemente

1 cucchiaio. succo di lime

4 tazze di brodo vegetale

1 lattina d'acqua (io uso la lattina di pomodori a cubetti per assorbire il sapore rimasto)

1 tazza di funghi crimini

1 lattina da 15 once di fagioli neri

2 cucchiai di semi di annatto

2 cucchiaini di cumino

1 tazza di pepe di cayenna

1/2 tazza di riso integrale crudo

1/4 cucchiaino di sale marino

Metti tutti gli ingredienti nella pentola a cottura lenta.

Cuocere per 8 ore a bassa temperatura o 4 ore ad alta temperatura.

Servire con condimenti come formaggio vegano grattugiato, avocado, cipolle verdi e coriandolo

torta di verdure

ingredienti

7 tazze di verdure tagliate a pezzetti Ho usato: cavolini di Bruxelles, chicchi di mais surgelati, piselli surgelati, patate a cubetti, carotine e funghi pre-tritati

1/2 tazza di cipolla rossa a dadini

4 spicchi d'aglio tritati

5-6 rametti di timo fresco rimossi

1/4 tazza di farina

2 tazze di brodo di pollo

1/4 tazza di amido di mais

1/4 tazza di crema di cocco

Sale e pepe a piacere

1 pasta sfoglia surgelata, scongelata

2 cucchiai di olio d'oliva

Aggiungi le 7 tazze di verdure alla pentola a cottura lenta secondo necessità con la cipolla e l'aglio

Mescolare con la farina per ricoprire bene

Aggiungere il brodo fino a quando non sarà ben miscelato con la farina

Coprite e fate cuocere a fuoco alto per 3 ore e mezza o a fuoco basso per 6 ore e mezza.

Mescolare l'amido di mais con 1/4 di tazza d'acqua fino a ottenere un composto omogeneo e aggiungere alla pentola a cottura lenta.

Aggiungere la crema di cocco, coprire e girare la pentola a cottura lenta.

Microonde a potenza elevata per 15 minuti o fino a quando la miscela si addensa

Trasferire in una pirofila e ricoprire con la pasta sfoglia scongelata.

Spennellare la parte superiore dell'impasto con olio d'oliva

Cuocere in forno a 400 gradi F per circa 10 minuti o fino a quando l'impasto sarà dorato.

Zuppa di piselli spezzati e porri

ingredienti

1 confezione da 16 once 1 libbra di piselli spezzati verdi secchi, sciacquati

Solo 1 porzione abbondante di porro verde chiaro e bianco, tagliato finemente e accuratamente pulito

3 costole di sedano, tagliate a dadini

2 carote grandi, a dadini

4 spicchi d'aglio tritati

1/4 tazza di prezzemolo fresco tritato

6 tazze di brodo vegetale

1/2 tazza di pepe nero macinato

1 cucchiaino di sale marino o a piacere

1 foglia di alloro

Versare tutti gli ingredienti in una pentola a cottura lenta e mescolare bene.

Coprire a bassa per 7 ore e mezza o alta per 3 ore e mezza.

Rimuovere la foglia di alloro.

Zuppa di fagioli neri e peperoni

INGREDIENTI

1 libbra di fagioli neri secchi

4 tazze di brodo vegetale

1 cipolla gialla, tritata finemente

1 peperone verde, tritato finemente

2 jalapeños, semi privati e tritati finemente

1 tazza di salsa o pomodori a cubetti

4 cucchiaini di aglio tritato, circa 4 spicchi

1 cucchiaio colmo di peperoncino in polvere

2 cucchiaini di cumino macinato

2 cucchiaini di sale marino

1 cucchiaino di pepe macinato

1/2 cucchiaino di pepe di cayenna macinato (ridurre o omettere per una zuppa più delicata)

1/2 cucchiaino di paprika affumicata

Avocado e coriandolo per guarnire, se lo si desidera

Immergere completamente i fagioli nell'acqua durante la notte, assicurandosi che ci sia un pollice d'acqua sui fagioli.

Scolare e sciacquare i fagioli.

Metti i fagioli, il brodo, la cipolla, il pepe, i jalapeños, la salsa, l'aglio, il peperoncino in polvere, il cumino, il sale, il pepe, il pepe di cayenna e la paprika in una pentola a cottura lenta.

Mescolare e mescolare bene.

Cuocere a fuoco vivace per 6 ore, finché i fagioli saranno morbidi.

Frullare metà della zuppa fino ad ottenere un composto omogeneo e rimetterla nella padella.

Guarnire con avocado e coriandolo.

Lenticchie marroni, verdi e pardina masala

ingredienti

1 cipolla rossa, tritata

5 spicchi d'aglio, tritati finemente

1 cucchiaio di zenzero fresco tritato finemente o 1 cucchiaino di zenzero in polvere

2¼ tazze di lenticchie marroni, verdi o pardina

4 tazze di brodo vegetale

1 lattina (15 once) di pomodori a cubetti o in umido, con il loro succo

¼ tazza di concentrato di pomodoro

2 cucchiaini di pasta di tamarindo (facoltativo, aggiunge un pizzico di piccantezza)

1 cucchiaino di miele

¾ cucchiaino di sale marino

1½ cucchiaino di garam masala

Qualche macinata di pepe nero

1 tazza di latte di cocco leggero

Accompagnamento: riso, quinoa o altri cereali integrali ed erbe fresche

Metti tutto nella pentola a cottura lenta, tranne il latte di cocco e gli ingredienti del contorno.

Mescolare bene e cuocere a fuoco alto per 3 ore e mezza o a fuoco basso per 6 ore.

Controllare durante l'ultima ora per vedere se è necessario aggiungere altro liquido.

Quando le lenticchie si saranno ammorbidite aggiungete il latte di cocco.

Aggiungilo al riso, alla quinoa e alle erbe fresche.

Ceci e patate a cottura lenta

ingredienti

2 cucchiaini di olio extra vergine di oliva

1 cipolla rossa media, tagliata a dadini (circa 2 tazze)

4 spicchi d'aglio medi, tritati (circa 2 cucchiaini)

2 cucchiaini di coriandolo macinato

2 cucchiaini di cumino macinato

1/2 cucchiaino di garam masala

1/2 cucchiaino di zenzero macinato

1/4 cucchiaino di curcuma

1/4 cucchiaino di fiocchi di peperoncino tritato

1 cucchiaino di sale marino

1 lattina (15 once) di pomodori a cubetti

2 cucchiai di concentrato di pomodoro

1 tazza di brodo vegetale

2 lattine (15 once) di ceci, scolati e sciacquati

1 libbra di patate rosse, tagliate a cubetti da 1/2 pollice

1 lime

Mazzetto di coriandolo fresco

Attrezzatura:

Pentola a cottura lenta da 3 litri o più

Scaldare l'olio d'oliva in una padella larga a fuoco medio.

Friggere la cipolla fino a renderla morbida e traslucida. Ci vogliono circa 5 minuti.

Aggiungere aglio, coriandolo, cumino, garam masala, zenzero macinato, curcuma, scaglie di peperoncino e sale marino.

Cuocere e mescolare 1 minuto.

Aggiungere i pomodorini a dadini, la passata di pomodoro e il brodo vegetale.

Mescolare e versare nella pentola a cottura lenta.

Aggiungere ceci e patate.

Cuocere a fuoco alto per 4 ore e mezza o a fuoco basso per 9 ore, o fino a quando le patate saranno tenere.

Servire in ciotole e guarnire con coriandolo fresco e spicchi di lime.

Stufato di cavolo riccio e fagioli bianchi

ingredienti

2 libbre di fagioli bianchi (selezionati e sciacquati)

2 carote grandi, sbucciate e tagliate a cubetti

3 gambi di sedano grandi, tagliati a dadini

1 cipolla rossa, tritata

6 spicchi d'aglio, tritati o tritati

1 foglia di alloro

1 tazza ciascuno: rosmarino essiccato, timo, origano

11 tazze d'acqua

2 cucchiai. salato

Pepe nero macinato, a piacere

1 lattina grande (28 once) di pomodori a cubetti

5-6 tazze di verdure a foglia tritate grossolanamente come spinaci, bietole, cavoli

Riso, polenta o pane per servire

Mescolare fagioli, carote, sedano, cipolle, aglio, alloro ed erbe aromatiche.

Aggiungere acqua.

Cuocere a fuoco alto per 3 ore e mezza o a fuoco basso per 9 ore.

Togliere il coperchio dalla pentola a cottura lenta e condire con sale e pepe

Aggiungere i pomodorini a cubetti.

Cuocere un'altra 1h15. o fino a quando i fagioli diventeranno molto morbidi. (

Guarnire con le verdure tritate.

Servire con riso bollito, polenta o pane.

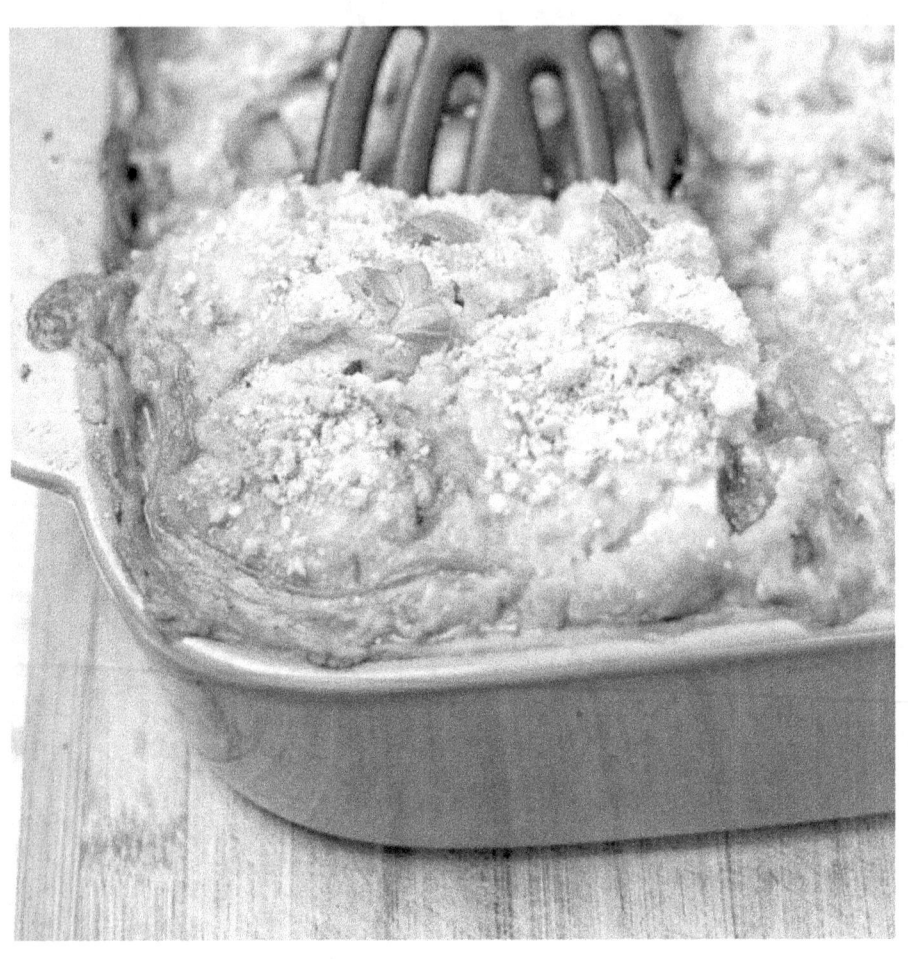

Zuppa di patate dolci e spinaci

ingredienti

5 tazze di brodo vegetale a basso contenuto di sodio

3 grandi patate dolci sbucciate e tritate

1 tazza di cipolla tritata

2 gambi di sedano tritati

4 spicchi d'aglio schiacciati

1 tazza di latte di mandorle

1 tazza di dragoncello essiccato

2 tazze di spinaci novelli

6-8 cucchiai. mandorle a fette

sale marino e pepe nero macinato a piacere

Unisci brodo, patate dolci, cipolla, sedano e aglio in una pentola a cottura lenta da 4 litri.

Cuocere a fuoco basso per 8 ore o fino a quando le patate saranno tenere.

Aggiungere il latte di mandorle, il dragoncello, sale e pepe.

Frullare questa miscela per 1-2 minuti con un frullatore a immersione fino a ottenere una zuppa liscia.

Aggiungete gli spinaci novelli e coprite.

Lasciare riposare per 20 minuti o fino a quando gli spinaci saranno morbidi.

Cospargere di mandorle e condire con sale marino e pepe.

Chili di quinoa e fagioli rossi

INGREDIENTI:

1 tazza di faro* o quinoa** crudo

1 cipolla media rossa o gialla, sbucciata e tagliata a cubetti

8 spicchi d'aglio, tritati finemente

1 peperoncino chipotle in salsa adobo***, tritato finemente

2 lattine (15 once) di fagioli neri, sciacquati e scolati (**vedi sotto per idee di sostituzione)

2 lattine (15 once) di salsa di pomodoro

2 lattine (14 once) di pomodori a cubetti

1 lattina (15 once) di fagioli rossi chiari, sciacquati e scolati

1 lattina (4 once) di peperoni rossi tritati

4 tazze di brodo vegetale

1 tazza di birra (oppure puoi semplicemente aggiungere altro brodo vegetale)

2 cucchiai di peperoncino in polvere

1 cucchiaio di cumino macinato

1 cucchiaino di sale marino

1 cucchiaino di miele

1/2 cucchiaino di pepe nero

Metti tutti gli ingredienti in una pentola a cottura lenta e mescola bene.

Cuocere a fuoco alto per 3 ore o a fuoco basso per 7 ore fino a quando i fagioli saranno teneri.

Assaggia e aggiungi altro sale e pepe se necessario.

Guarnire con condimenti.

Conservare in frigorifero per 3 giorni o congelare per 3 mesi.

Zucchine e funghi grigliati

ingredienti

2 zucchine, tagliate a fette da 1/2 pollice

2 peperoni rossi, tagliati a dadini

1/2 libbra di funghi freschi

Pomodori ciliegino da 1/2 libbra 1 cipolla rossa, tagliata a fette spesse 1/2 pollice

1/2 tazza di olio d'oliva

sale marino qb

pepe nero appena macinato a piacere

Preriscalda la griglia a fuoco medio-alto

Oliare la griglia.

Unisci le zucchine, il peperone verde, i funghi, i pomodori e la cipolla in una ciotola.

Cospargere l'olio d'oliva sulle verdure e mescolare per unire.

Condire con sale marino e pepe.

Grigliare le verdure per 4 minuti su ciascun lato.

Zucchine e Funghi Cremini Grigliati con Glassa al Balsamico

ingredienti

3 peperoni verdi privati dei semi e tagliati a metà

3 zucche gialle (circa 1 libbra in totale), tagliate longitudinalmente in rettangoli spessi 1/2 pollice

3 zucchine (circa 12 once in totale), tagliate longitudinalmente in rettangoli spessi 1/2 pollice

3 melanzane (12 once in totale), tagliate longitudinalmente in rettangoli spessi 1/2 pollice

12 funghi cremini

1 mazzetto (1 libbra) di asparagi, tagliati

12 cipolle verdi, radici rimosse

6 cucchiai di olio d'oliva

Sale e pepe nero appena macinato

3 cucchiai di aceto balsamico

4 spicchi d'aglio, tritati

1 cucchiaino di foglie di prezzemolo fresco tritato

1 cucchiaino di foglie di basilico fresco tritate

1/2 cucchiaino di foglie di rosmarino fresco tritate finemente

Preriscalda la griglia a fuoco medio-alto

Spennellare leggermente le verdure con 1/4 di tazza di olio

Condire le verdure con sale e pepe.

Lavorando in lotti, griglia fino al termine.

In una ciotola mescolare i 2 cucchiai di olio, l'aceto balsamico, l'aglio, il prezzemolo, il basilico e il rosmarino.

Condire con sale e pepe.

Versare il condimento sulle verdure.

Zuppa di carote al pesto

2 cucchiai di olio extra vergine di oliva

1 cipolla rossa piccola, tritata finemente

1 carota piccola, sbucciata e affettata sottilmente

1 pastinaca piccola, sbucciata e affettata sottilmente

1/2 cucchiaino di erbe italiane essiccate

1 tazza di brodo vegetale

1 tazza di brodo vegetale

2 cucchiai. Pesto

1/4 di tazza di aceto di vino

Scaldare l'olio a fuoco medio.

Friggere le cipolle rosse per circa 5 minuti fino a renderle morbide.

Aggiungere lentamente la carota, la pastinaca e le erbe italiane

Cuocere per altri 5 minuti o fino a quando le carote saranno tenere.

Aggiungere brodo vegetale, brodo, pesto e aceto

Far bollire e cuocere a fuoco lento.

Cuocere per altri 15 minuti.

Zuppa di pomodoro e citronella

2 cucchiai di olio d'oliva

1 cipolla rossa piccola, tritata finemente

1 carota piccola, sbucciata e affettata sottilmente

2 pomodori grandi, tagliati a fette sottili

1/2 cucchiaino di zenzero tritato

2 rametti di citronella

2 tazze di brodo vegetale

2 cucchiai. l'aceto

Scaldare l'olio a fuoco medio.

Friggere le cipolle rosse per circa 5 minuti fino a renderle morbide.

Aggiungere lentamente le carote, lo zenzero tritato, il pomodoro e la citronella

Cuocere per altri 5 minuti o fino a quando le carote saranno tenere.

Aggiungere brodo vegetale e aceto

Far bollire e cuocere a fuoco lento.

Cuocere per altri 15 minuti.

www.ingramcontent.com/pod-product-compliance
Lightning Source LLC
Chambersburg PA
CBHW071851110526
44591CB00011B/1372